大学生のための
健康科学

【増訂版】

大阪教育大学名誉教授・医学博士
上林久雄

京都産業大学教授
小島廣政

星槎道都大学　特任教授
尾西則昭

星槎道都大学　准教授
小山尋明

星槎道都大学　准教授
佐藤和裕

星槎道都大学　准教授
中川純二

星槎道都大学　准教授
米野　宏

星槎道都大学　特任講師
石井祐治

星槎道都大学　専任講師
天野雅斗

星槎道都大学　専任講師
三嶋康嗣

共著

三和書籍

序

　最近，わが国でみられる急激な科学技術の進歩とそれに伴う情報化社会への変容は，国民の健康問題に種々の影響を与えている．とくに，日常生活の合理化は，多様化した食糧需給による栄養過多や栄養摂取の不均衡に伴い，国民の健康の維持・増進に必要な身体運動の不足が目立つようになり，発育発達期の青少年の体力水準のアンバランスや成人期におけるさまざまな疾病を増加させている．一方，医療技術の進歩は疾病の予防と治療に大きな役割を果たして国民の生命延長に大きく貢献したが，その反面老齢化人口層の増加に関係して，たんに疾病減少に伴う生命延長が全人的にみて真の健康といえるかどうかが指摘され，健康についての新しい概念やその考え方の再検討が進められている．これらの点から，大学生に対するスポーツや健康に関する教育もただ健康で明るい学生生活を営む上で参考になるだけでなく，生涯における心身の健康の保持・増進の基礎となるべくものとして強く要望されるに至っている．

　本書は，生涯教育の一環としてのスポーツや健康についての基礎的な科学的知識や情報を学んでもらうだけでなく，最近国民の間でとくに関心の高い保健問題についても解説を加えて「大学生のための健康科学」という書名でスポーツや健康についてのテキストとして執筆したものである．本書により，学生諸君が自らの健康問題やスポーツ活動に一層深い関心を持って生涯の健康づくりに留意してもらえるならば，著者らの喜びとするところである．

　なにぶん不備な点も多いと思うので，忌悼のないご批判をいただければ幸いである．

1991 年 3 月 　　　　　　　　　　　　　　　　　　　　　　　　　著者一同

改訂第 3 版にあたって

　本書も初版の発行から 32 年が過ぎた．これまで，1993 年に増補改訂を行ったが，その後は内容を変えずに今日に至っている．しかし，近年は新型コロナウィルスによる世界的な感染拡大や新型インフルエンザなどの新興感染症の発生，更には我が国においても大学生による薬物所持の事件が起きるなど，新たな保健問題についても取り上げる必要性が出てきた．このような状況を踏まえて，第 9 章の「最近の健康問題」については，大きく内容を変えさせていただいた．また，各章において，古くなった図・表を一部新しいものに差し替えをさせていただいていた．今後，本書が健康科学の講義テキストとして使用される限り，現役学生のニーズに合った内容となるよう努めてまいりたい．

　なお，初版出版から協力いただいた三和書房もこの 30 年の間で三和書籍と社名が変わり，時の流れを感じずにはいられません．この度，髙橋社長をはじめ関係諸氏には改めてお世話になることとなり深く感謝申し上げます．

2023 年 1 月

編者

目次

序

第8章 救急処置

第9章 最近の健康問題

第1章　健康について

第1節　健康の定義

「健康とはどういうものか」と問われたとき，ある人は「病気のない身体の状態である」と答えるし，ある人は「強壮で、健全な状態である」と答えることもあり，さらには「人間が個人的にも，また社会関係においても最もよりよい生活をおくる状態である」と答えることもある．このように現代社会において健康問題が論議される中で「健康とは」ということについて，一定の明白な解答が返ってこない．このことは，我々の健康についての考え方や定義がその人の価値感によって大きく異なっていることを意味している．したがって，健康を定義することは大変むずかしい．

今日，世界中の多くの人々によって認められている WHO（世界保健機関）の定義（WHO 大憲章，アンダーライン部参照）がある．

これは，「健康は単に疾病や虚弱ではなく，身体的，精神的，そして社会的に完全に 良好な状態である」と記されている．

この定義は大変抽象的ではあるが，重要な点は，"健康とは人間が生活を営む上において完全に良好な状態であること"つまり人々の身体と精神とがバランスよく安定していることを意味するのである．そのほか，多くの人々によっても健康についての定義がなされているが，そのほとんどが，"健康は人間の心身の良好な状態である"と解釈している．しかし人間の心身の状態や行動の状態の内容はその人の持っている価値観により異なるので，健康の定義については，WHO の定義以外には明確なものはなさそうである．さらに WHO では，1986 年にオタワ憲章を公表して「健康」について新しい考え方を打出している．すなわち「健康は社会・経済および個人の発展にとって大切な資源であり，生活の質の重要な要素である」としている．

Constitution
Of The World Health Organization

The States Parties to the Constitution declare, in conformity with the United Nations, that the following principles are basic to the happiness, harmonious relations and security of all peoples:

Health is a state of complete physical, mental and social well-being and not merely the absence of disease or infirmity.

The enjoyment of the highest attainable standard of health is one of the fundamental rights of every human being without distinction of race, religion, political belief, economic or social condition.

The health of all peoples is fundamental to the attainment of peace and security and is dependent upon the fulles co-operation of individuals and States.

The achievement of any State in the promotion and protection of health is of value to all.

Unequal development in different countries in the promotion of health and control of disease, especially communicable disease, is a common danger.

Healthy development of the child is of basic importance; the ability to live harmoniously in a changing total environment is essential to such development.

The extension to all peoples of the benefits of medical, psychological and related knowledge is essential to the fullest attainment of health.

Informed opinion and active co-operation on the part of the public are of the utmost importance in the improvement of the health of the people.

Governments have a responsibility for the health of their people which can be fulfilled only by the provision of adequate health and social measures.

Accepting These Principles, and for the purpose of co-operation among themselves and with others to promote and protect the health of all peoples, the Contracting Parties agree to the present Constitution and hereby establish the World Health Organization as a specialized agency within the terms of Article 57 of the Charter of the United Nations.

W.H.O 大憲章 (Magna Carta for Health) (国連 W.H.O 総会, 1946年)

また社会的健康とは，人間が社会的存在として十分その機能を発揮できる状態で，我々の周囲の条件が十分整備されているということではないという見解が一般的である．一方，「健康は個人の倫理，道徳問題ではない．これからは国家の基盤をなすインフラストラクチャー（社会的生産基盤）としてとらえるべきだ」といった意見もでている．

第2節　健康状態の水準（レベル）

人間の健康状態は常に一定ではなく，環境側の条件，人間側の条件，さらには生活活動の条件などにより流動している．このような健康状態の流動の度合を"健康度"または"健康状態の水準"と呼んでいる．この"健康状態の水準"を連続してうつり変わる状態として表したのが図 1-1 である．これを時間との関係で連続曲線で表したものが図 1-2 である．これらの図でもわかるように，人間の健康状態はそれが障害を受けたとしても可逆的にもとの状態に戻ることが特徴で，この状態が不可逆的に連続性が断たれたときが死である．

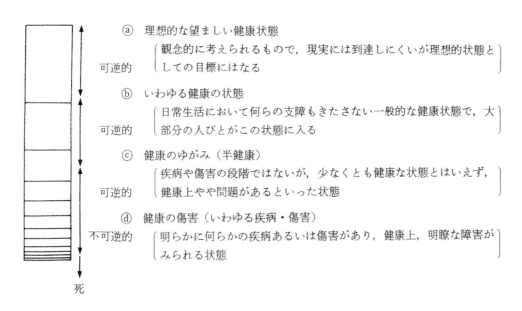

図 1-1　連続的移行を考慮した健康状態（高石，1977）

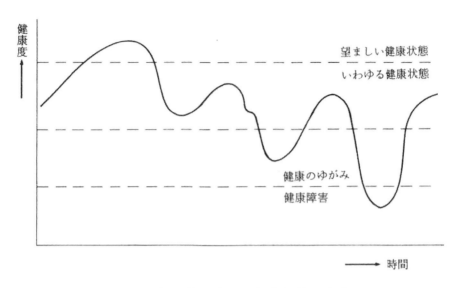

図1-2　連続曲線で表した健康状態の水準

　これらの健康状態を望ましい状態にレベル・アップすることが健康の保持であり，健康の増進である．"保健"という意味は，この健康の保持，そして健康の増進を意味している．

第3節　健康の具体的内容

　人間が健康状態にあるとき，心身の状態やその行動が具体的にどうなるか（これを健康現象ともいう）について森は次のように述べている（表1-1）．

　この中で，特に身体的健康では，食欲，睡眠，便通，活力のある行動ができること，精神的健康では，意欲や悩みのない行動や欲求不満のない行動ができること，さらに社会的健康では，社会や他人への協調行動や社会規範を尊守できる行動，そして責任感のある行動ができることなどが健康の具体的内容とされている．

　小泉東大教授らは「健康の概念」について再検討を行っている．（健康概念に係る理論的研究，昭和62年度科研費報告書）それによると，

　（1）健康は人間の心身の状態を指すもので，環境条件によって左右されるだけでなく，主体的にも変化するものである．

表1-1　健康の具体的内容（森　1978）

1　身体的健康の具体的内容

(1)　食欲が良好であって食事がいつもおいしい.
(2)　便通, 排尿などの排泄作用が規則的に順調に行われている.
(3)　熟睡ができ睡眠障害などまったくみられない.
(4)　皮膚の色, つやがよく, 適度に緊張してみるからに栄養の良好さがうかがわれる.
(5)　唇, 爪, 頭髪などの色, つやも良好でみるからに健康的である.
(6)　眼はいつも清らかに柔和に澄んでおり視力障害などがみられない.
(7)　聴力も正常で言語も明瞭である.
(8)　鼻腔より異常な分泌物などがみられず歯, 歯肉ともにきれいで清潔感があり, 口臭など感じられない.
(9)　動作が活発で, 全身に精気がみなぎり, 作業意欲ならびに学習意欲などが旺盛である.
(10)　呼吸, 脈拍ともに正常であって速すぎたり, おそすぎたりすることがない.
(11)　姿勢が良好でしかも均勢がとれており, かつ運動時たると静止時たるとを問わず良い姿勢が保たれている.
(12)　走跳投, 持久力, 巧緻能力などの体力が正常であって著しく劣ることがない.
(13)　労働や運動によって疲労するが, 適当な休養によって容易に回復する.
(14)　青・少年, 幼児・乳児などの発育期にある者は順調な身長, 体重などの継続的増加がみられ, 停滞もしくは減少することはみられない.
(15)　成熟期に到達した男女の体はそれぞれ男女両性の特徴をあらわすようになる.

2　精神的社会的健康の具体的内容

(1)　日常生活の要求を処理解決するのに十分な知識をもっている.
(2)　感覚, 知覚, 思考力が正常で事象の判断をあやまらない.
(3)　情緒的に安定性があって焦慮感に陥り自己をとりみだすことがない.
(4)　恐怖, 嫌悪, 愛情その他に対して正常な情緒的反応を示す.
(5)　新しい環境や地位の変化に容易に順応することができる.
(6)　仕事に対する意欲が旺盛で, しかもそれを能率的に遂行することができる.
(7)　趣味その他に自己を表現する能力を豊かにもっている.
(8)　自己の立場を認めるとともに他人の立場を尊重し, かつ謙譲の精神をもっている.
(9)　すすんで社会に奉仕する公共心をもっている.
(10)　正常な社会的交際や男女間の節度のある交際を楽しく行うことができる.
(11)　清潔清浄を愛し, 生活の美化に努力する.
(12)　明るい健全な生活の営みを本能的に愛し, その実現につとめる.
(13)　自己や他人の身体的, 精神的欠陥異常に敏感であってその治療矯正に心がける.
(14)　成熟せる男女においては適当な性的衝動をおぼえ相互に愛情の念をいだく.
(15)　人類社会の理想や目的を理解することができる.

表1-2　自己実現としての健康状態

(1)　生活にリズム感があり，常に自己のからだに自信が持てること
(2)　自己のこころとからだに自律性を持っていること
(3)　思考，感情，行動などが自発的であること
(4)　現実を適切に認知し，好ましい関係をもっていること
(5)　自己自身を受容し，他者を受け入れられること
(6)　興味あることに集中できること
(7)　課題中心的であること
(8)　新鮮な気持ちで生活上の様々なものを鑑賞できること
(9)　家族だけでなく異なる文化を持つ人に対して関心を持つことができること
(10)　友人や愛する人間と親密な関係をもつこと
(11)　強い倫理感とそれに伴う行動ができること
(12)　敵意のないユーモア感を持っていること
(13)　ある領域で，追随的でなく創造的であること
(14)　自己の社会の文化的一貫性の欠如や不公正に批判的態度が持てること

　(2) 健康は価値をもつ状態であるが故に，人間にとって求めるもの，感じるものである．

　(3) 健康は自己実現そのものであり，全人的，包括的な概念である．

との3点を強調している．

　このうち，筆者らは人間の心とからだの健康づくりに重要な意味を持つものは「健康とは自己実現である」という点を強調したい．つまり自己実現とは，人間が自己の可能性を最大限に発揮したいという欲求であり，心理学者マスロー(Maslow, A. H.) の自己実現についての見解によると，「自己実現としての健康状態」とは表1-2のようになる．この表の各項目については，引きつづき検討を必要とするが，今後，さらに変容されるであろう社会の中で「健康とは自己実現である」との考えは，心とからだの健康づくりの展開に一つの示唆を与えるものである．そして著者らは「健康は人生の目的である」と考え，それには自分の健康は自分で管理すべきで，健康教育（科学）を積極的に学び（学習）健康づくりや疾病予防に努めることが必要，不可欠になってくる．

　健康づくり世論調査の結果，わが国成人の健康についての意識は，①食生活に気をつける．②十分な休養をとる．③気分転換・ストレス解消に努める．④適当な

運動を行う．などが上位を占めていた．

　次に，川畑は表 1-3 のような 15 項目の設問から健康な生活行動の自己評価法を提唱している．

表 1-3　生活行動の自己評価法（川畑，小島加筆）

(1)　ほどよく眠りますか。（7〜8 時間くらい）
(2)　ほどよく食べますか。（ゆっくりかんで，大食・夜食などをしない）
(3)　ほどよく便通がありますか。
(4)　厚着しないように気をつけていますか。
(5)　ほどよく歩きますか。（戸外で 30 分以上）
(6)　全身体操をしていますか。（ストレッチ体操のようなものを含む）
(7)　明るい心で生活していますか。（暮らしを楽しくするように）
(8)　健康に気をつけていますか。（健康状態の点検，悪い時は健康相談・健康診断を受ける）
(9)　安全に気をつけていますか。
(10)　姿勢を正しくしていますか。
(11)　清潔に気をつけていますか。（手洗い，入浴，清掃，洗濯など）
(12)　仕事（勉強）に精を出しますか。
(13)　暮らしのきまり（規律）を守りますか。
(14)　酒やタバコをのむことに注意しますか。
(15)　ほどよく休んで，無理しないよう気をつけていますか。

　この設問に対して「よくした」と思うものに 3 点を，「ふつうにした」と思うものに 2 点を，「よくなかった」と思うものに 1 点を与え，15 問の全体を加算して 45〜35 点が優，34〜26 点が良，25〜15 点を可として健康な行動を評価する．

第 4 節　健康状態の把握 ― 健康診断 ―

　前述したように健康の定義はその人の価値観で異なるので，各人の健康状態を客観的に把握することは困難である．しかし，我々はできうる限り健康の具体的内容や身体の形態および機能を調べ，より客観的，数量的に表わし，健康状態を判定することにしている．この場合，集団における身体の形態や機能の測定値を統計的に処理し，ある量的範囲内にあれば，「正常」、その範囲を超えている場合を「異常」

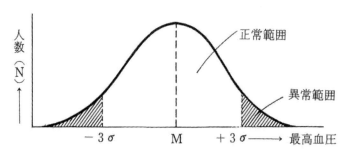

図1-3　正常値と異常値

同一年齢集団の血圧測定を行った場合，各人の最高血圧（Bp）の分布状態をしらべると，Bpの平均値Mと標準偏差σによる分布は正規分布曲線となる．このとき，最高血圧（Bp）が平均値より±3σ以上の範囲（斜線部分）は，統計理論上，全体の0.27%以下であることがわかっているので，最高血圧がM±3σの範囲を正常とし，この範囲からはずれた場合を異常としている．

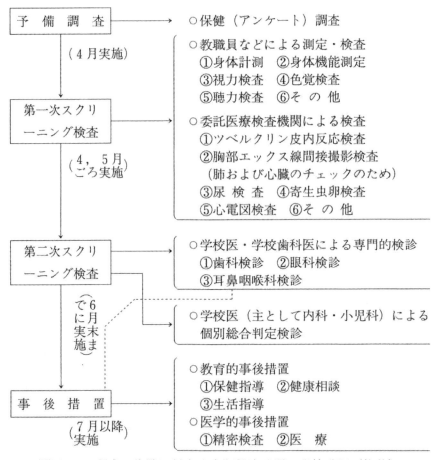

図1-4　児童・生徒に対する定期健康診断の実施手順（能美）

とし，「正常」範囲内にあれば健康，「異常」のときを不健康（疾病または見かけの健康）としている（図1-3）．このような条件下で，個人および集団の健康状態を把握し，疾病を発見するために実施されているのが健康診断である．

　健康診断は主として集団検診の型をとっている．今日の診断技術や測定法が極めて高度になっており，スクリーニング（ふるい分け）検査で異常者を検出している．疾病異常の疑いのあるものには精密検査を行って疾病の具体性を決定することにしている（図1-4）．

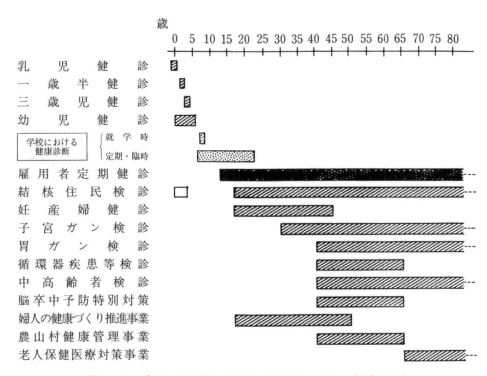

図1-5　各種の健康診査行政と学校における健康診断

　現在，わが国では総合保健の立場から，個人の健康状態についての生活史的な把握が重視され，法律や条令に基づき生涯を通じて多くの健康診断を地域，学校，事業所で行っている（図1-5）．これらの健康診断の結果，疾病異常の疑いや，みかけ上の健康と指摘された場合には，ただちに医療機関において精密な医学的検査を受け，疾病と診断されたものは生活指導や早期治療を行い健康への回復に努めなければならない（表1-4）．

表1-4　健康診断の事後措置の基準

区　　　分		内　　　　　　容
生活規正	A（要休業） B（要軽業） C（要注意） D（健　　康）	仕事・授業を休む必要があるもの 仕事・授業に制限を加える必要のあるもの 仕事・授業をほぼ平常に行ってよいもの 全く平常の生活でよいもの
医　療　面	1.（要医療） 2.（要観察） 3.（健　　康）	医師による直接の医療行為を必要とするもの 医師による直接の医療行為を必要としないが， 定期的に医師の観察指導を必要とするもの 医師による医療行為を全く必要としないもの

　註：この内容は結核に用いられたが，現在，多くの疾病の準用にされている.

　現在，わが国の健康診断は集団検診としてスクリーニング検査で行われており，この検査だけでは，決定的な疾病診断はできない.学校では児童・生徒・学生の健康管理のための学校保健法により，彼らは定期的または臨時に健康診断を受けることになっている.

　また，地域住民の健康状態を比較するときには，死亡，傷病状態についての指標を用いることが多い.特に，平均余命，死亡率，PMIはWHOにより集団の健康指標として重視されている.　最近ではこれらの死亡，傷病の指標のほかに，地域の生活条件や保健サービスなどの指標が，地域の健康状態の質的内容を表わすものとして重視されている（表1-5）.

表1-5　集団の種々の健康指標

指標の分類		指標	指標の意味・算出方法
集団の健康状態そのものをみる指標	死亡状況をもとにしてみるもの	平均余命	ある年齢の人びとが平均してあとどのくらい生きられるかということを理論的計算によって推定したもの。0歳の平均余命を平均寿命と呼んでいる。
		死亡率	（粗死亡率）1年間の死亡者数のその年の人口に占める割合（人口千対） （訂正死亡率）年齢構成の差異による影響を除くために，基準とする集団の人口構成に換算して出した死亡率（人口千対）
		PMI	全死亡者のうち50歳以上の死亡者の占める割合（百分率）
		乳児死亡率	（乳児死亡率）その年の出生数に占める1歳未満の乳児死亡の割合（出生千対） （新生児死亡率）その年の出生数に占める生後4週未満の死亡の割合（出生千対）
		死因別死亡率	死亡の原因別に出した死亡率（人口10万対）
	傷病の状況をみるもの	有病率	ある時期のり病者数または傷病件数その時期の人口に占める割合（人口千対）
		り患率	1年間（1カ月間）の届け出患者数のその年の人口に占める割合（人口10万対）
		傷害の状況	交通事故・労働災害などの発生状況
	その他	人口構成 出生率 栄養状態など	その年の人口の年齢構成 その年の人口に占める出生数の割合（人口千対） 栄養の摂取状況
集団の健康状態に関連する環境の諸条件をみる指標	生活環境諸条件	自然環境条件 環境衛生施設	大気・湖沼・河川・海などの状態（汚染状態） 上・下水道普及率，汚物処理施設の普及率
	保健サービス・活動の状況	保健・医療施設 保健・医療従事者の活動状況 医療保障制度	病院・診療所数，利用状況，病床数 医師・看護婦・技師・保健婦などの員数と活動状況 医療扶助，母子や老人医療，その他の医療保護の状況

■参考文献

1) 宮田尚之；現代健康学，共同出版，1970.

2) 須藤春一，猪飼道夫；教育生理学，教育学叢書17，第一法規出版，1978.

3) 吉田榮一郎，上林久雄，佐守信男，武田真太郎；保健管理と保健教育，学校保健全集2，ぎょうせい出版，1979.

4) 江口篤寿，高石昌弘；健康診断 学校保健全集8，ぎょうせい出版，1979.

5) 川畑愛義他；学校保健の情報科学，東山書房，1981.

6) 大山良徳，小西博喜；発育発達と体力づくり，三和書房，1984.

第2章　体力について

第1節　体力の定義

　体力とは，人間のからだ（身体）を全体的に表現する言葉であるが，人間の身体の内容や身体活動の状態について，どこに視点を置くかにより，体力の定義はさまざまで，今日でもすべての人が十分納得できる定義はないようである．例えば，人間が生物学的存在として外界に積極的に働きかける身体基盤を持っている点から石河は「体力とは人間活動の基礎となる身体の能力」と定義され，松岡は人間に運動や作業をさせ，その運動や作業の作業成績（performance, できばえ）に重点をおいて「体力とは，実現されたできばえ（performance）のもとになっている身体能力である」と定義づけている．

　一方，体力に当たる英語は physical fitness であるが，アメリカの体育学者スタインハウス（steinhaus）は「fitness とは人間がある対立したものに適合する能力，一つの目的に適合する能力であり，physical fitness とは身体が生存を保証するための身体の能力である」と述べている．この，Physical fitness は「身体適性」という人間の生存への適応性に関与する身体の能力を意味していると考えられる．これらの観点から，わが国では福田，猪飼らは人間の体力を身体的要素だけではなく，精神的要素を含めて「人間が外界よりのストレスに対して適応し，それに抵抗して生存を保証する身体および精神の能力」と「人間が外界に積極的に作業や活動を行ったとき，激しい作業や活動にも適応して作業や活動の継続できる身体および精神の能力」とに区別し，前者は人間の生存に関与する能力であるので防衛体力，後者は積極的に運動に関与する能力であるので行動体力と名づけ，両者を総合して体力と定義している．大山は両者のうち身体的要素を中心として体力を表2-1のように分類している．

　現在，わが国では上述した福田，猪飼の定義や大山らの分類が体力という概念

をわかりやすく説明したものであり，この考え方から，著者らは「体力とは，人間の活動や生存の基礎になる身体的能力である」と定義したい．そして，一般に体力といえば，主として行動体力をさすものとされているが，より簡単にいえば「体力とは身体能力である」とすることが，スポーツ面において最も妥当性のある定義ではないかと考える．

第2節　体力の把握

　体力とは身体能力の表現でもあり，身体の機能面（はたらき）を中心として数量での評価が可能である．また運動能力なども数量化して比較することができる．
　行動体力（一般にいわれる体力）には表2-1で示したように主として機能面を意味するが，形態面（かたち）での体格も大切であり，行動体力の評価には両者を用いる場合が多い．

表2-1　体力の構造内容（大山　1991）

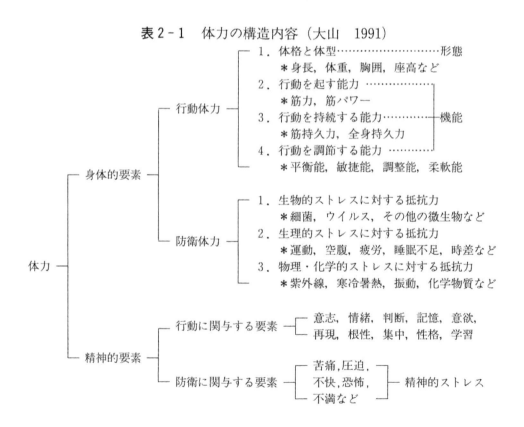

1 体格

体格とは一般に身体の大小, 均勢, 調和などの状態をいうが, 狭義では身長, 休重, 胸囲, 座高のみを意味する場合と, 筋肉, 皮下脂肪の厚さ, 体表面積[※]などの状態を含めて, 広義にいう場合とがある. いずれにしても人体の形態面を数量的に表現したものである.

体格は行動体力の要素であるから, 身体活動の基礎的な機能面と何らかの関係があるのではないかと種々検討されてきた. 例えば, 「丈の高い人ほどよく走る」とか, 「押し相撲のときは体重の大きい人ほど有利である」などである. そこで体格で表わされる形態面と身体能力, 特にスポーツ面での身体能力を表わす機能面との関係について, 大山は図2-1のように述べている. すなわち, ソフトボール投の距離と身長との間には正比例関係があり身長の大きい者ほど機能面での投能力が優れていると. さらに猪飼らは, 青年層では, 身長 x に対して走速度 ym/sec との間には $y=ae^x$ (a：常数) なる指数函数で表現することができ, ある年齢層では身長の大きい者ほど走速度がよいことを報告している. これらの点は行動体力を評価す

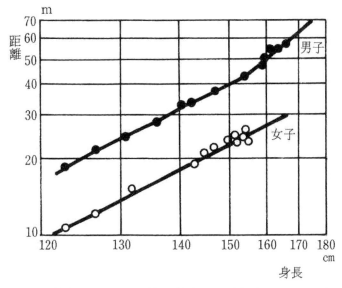

図2-1　体力における形態と機能の関係（大山, 1983）
図2-1は, ソフトボール投の距離と身長との関係を両対数グラフに示したものであるが, この図からも明らかなように身長の大なるものは投能力も優れていることがわかる.

る場合，体格要素も考慮する必要のあることを暗示しているが，個々の体格要素と個々の機能面との関係についてはいまだ十分解明されていないので，今後の研究が期待される．

　体格や栄養状態を総合的，客観的に評価するため，身長，体重，胸囲，座高などの計測値を組合せて指数で表わし，体格を把握することがある．これらを体格指数という．これらの体格指数については第 3 章，表 3-5 にまとめた．なお，形態の測定値をそのまま体力の指標とするのは，あまり意味がない．そこで，形態差を少なくするために身長別背筋力とか体重別握力，または体表面積別肺活量というように機能との関係において評価する方が好ましい．

　　※体表面積

　　6 才以上の日本人の体表面積は体重（W kg），身長（H cm）とすると，次の式から体表面積（A cm^2）を求めることができる．

　　$A（cm^2）=W^{0.444} \times H^{0.663} \times 88.83$

　　体表面積は基礎代謝量の測定，肺活量の比較などに用いられている．

2　スポーツ・テスト

　行動体力の評価の中心をなすものは，その人の機能面での身体能力である．これらの身体能力を把握する目的で，一般に「スポーツ・テスト」が広く行われている．

　スポーツ・テストとは，各個人が自分の体力や運動能力の現状を把握し，さらに不足している能力を高め，スポーツに親しみ，健康に自信を持って生活できるようにするためのテストである．わが国では 1963 年にスポーツ振興法が施行され，学生，生徒，児童，勤労青少年，成人を対象とした（1）体力診断テスト，（2）運動能力テストからなるスポーツ・テスト項目が考案された．

　（1）体力診断テストは，運動の基礎的要因である，敏しょう性（反復横とび），瞬発力（垂直とび），筋力（背筋力・握力），持久力（踏み台昇降運動），柔軟性（伏臥上体そらし・立位体前屈）の 5 種目について行い，各種目の成績を 5 段階に分けて点数で判定し，これらの総合点を年齢別判定表により総合判定することにしている．

　（2）運動能力テストは，走・跳・投・懸垂・泳ぐ・滑るなどの基本的な運動によって，スポーツの基本能力を測定するものである．その種目は，50m 走，走り幅とび，ハンドボール投げ，けん垂腕屈伸（女子は斜めけん垂腕屈伸），ジグザグドリブル

および連続さかあがりが主体となっている．そのほか（A）・（B）・（C）の3群からいずれか一種目を選択する．（A）群は1500m持久走（女子は1000m持久走），1500m急歩（女子は1000m急歩），（B）群は200mクロールと200m平泳ぎ，また（C）群は1000mスキー平地滑走と1500mスケート滑走（女子は1000mスケート滑走）で，各群の各種目とは秒単位で記録をとることにしている．なお（A）群のテスト時には，特に健康状態に注意し，疾病の有無をたしかめ，医師の治療を受けているものや，心疾患，かっけ，ツ反応陽転後一年以内のものは実施しないことになっている．各種目の成績は標準値より得点化し，5つの種目の総合得点により1級から5級の5段階で級別に判定する．

3 防衛体力

我々は生きていく以上外界の変化に対して適応していかねばならない．したがって防衛体力は生理学的にいえば，自律神経機能や内分泌機能に関係がある生存のための適応能力であるといえる．生体が環境の変化による種々のストレスを受けたとき，あまり致命的な変化を受けることなく，また受けてもすみやかに回復するためには，生物がその恒常性を維持していく能力に優れていなければならない．刺激やストレスには，例えば暑さ，寒さ，湿度や日光，外傷，気圧の変化，振動や音響，熱などの物理的なもののほかに，病原性バクテリアやウイルスによる感染，寄生虫や害虫などの生物的なもの，薬品や食品添加物，毒素などの化学的なものもあれば，飢餓，睡眠不足，不快感，精神的な圧迫や苦痛，イライラ，恐れ，怒り，悲しみなどの情緒的なものもある．以上のように人間が社会生活を営むとき，これらのストレスに対して恒常性を維持し，適応して生存していく身体的能力が防衛体力である（図2-2）．

以上の各種ストレスに対する適応能力は，すべてのストレスに対して，自律神経機能や内分泌機能を中心として，共通に（これを非特異的という）発揮される生体の非特異的反応としての能力である．そして生体には，病原性バクテリアやウイルスなど，自己の生体ではない非自己なものに免疫応答※を発現して特異的に反応する能力を持ち，これにより生体を防禦してその生存性を高めている．このような免疫機能もそれが身体的にみて，人間の生存に関与する立場からみれば，防衛体力の一部を担っていると考えられる．

これらのことから，我々が病気をしないで健康で活動的な生活を送るためには

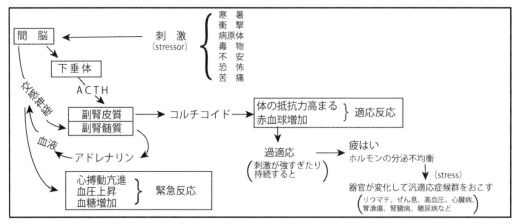

図2-2　適応反応のモデル

　防衛体力が必須の能力であることがわかる．しかし，この防衛体力を測定する標準化された適切な指標は現在のところ少ない．したがって防衛体力の評価は非常に困難で，体力テストの中にはあまり防衛体力測定のための項目が含まれていない．もちろん，医学的検査には，個々に防衛体力を調べる方法，例えば自律神経系の安定性検査や特異的免疫機能検査などはあるが，防衛体力そのすべてを推定することは不可能である．これらについては，今後の重要な研究課題となるであろう．

　　※ 免疫応答（免疫）

　　生体に，自己の生体と異なる性質を持つもの（非自己）が侵入して生体のある特定の細胞群がそれに反応するとき，この反応を免疫応答という．生体にとって非自己のものには，病原バクテリア，ウイルス，原虫，リケッチアなどのほかに，異種タンパク，異種や同種でも他人の組織や細胞もあり，一般に抗原と呼ばれている．免疫応答により抗原に対して特異的に（共通性がなく）抗体を産生し，防禦的に作用する．生体が免疫応答をした状態を免疫という．

第3節　体力と健康との関係

　前述したように，健康とは人間の「状態」を表わす概念であり，一方，体力とは人間の「能力」を表わす概念である．したがって，健康な状態，特に心身の良好な状態を十分発揮するためには，発揮し得る良好な心身の能力が必要となることは

いうまでもない．すなわち，良好で健全な体力が必要となる．逆に，体力という心身の能力が優れているときにこそ，健康という心身の状態は良好になると考えられる．この意味から，健康という状態と体力との間には相互にフィードバック関係が成立するといえよう．

体力という概念は行動体力という運動能力と，防衛体力という環境変化に適して生存する能力との2要素から構成されているが，行動体力が優れているから必ずしも健康状態であるとはいえないこともある．例えば，力士は筋力やパワーなどの点では優れているが，糖尿病，腰痛症などの疾病が一般人より多く，平均寿命もかなり短いことが指摘されている．また，ほかのスポーツ種目においても，若いころ，スポーツを盛んに行った人たちが長寿を保ったという報告と，そうでないという報告とがあり，必ずしも一致していない．

一方，防衛体力は人間の環境に適応して生存する能力であることから考えると，健康と深くかかわっており，したがって防衛体力こそ健康とフィードバック関係にある．優れた防衛体力＝健康状態とすら強調している研究者も多い．しかし，行動体力のうち，全身持久力は，呼吸系や循環系といった酸素運搬機能や組織の酸素利用，さらにはエネルギー代謝など，生命活動に重要な人間の生理機能に支えられており，この点から考えると全身持久力は健康に深いかかわりがあるといえよう．

以上のことから，体力を増強させることはある面で健康の増進，特に疾病の予防，環境適応，さらに生命の延長にもつながるものである．このことは行動体力面からいうと，長期間の全身持久力を養うようなスポーツ，例えば持久走，登山，ジョギング，散歩（少しスピードを加える）などは呼吸・循環系機能を向上させ，健康の増進に重要な役割を果たすものと考えられる．

■参考文献
1) 猪飼道夫；適応の生理学，生理学全集第3巻，金原出版，1975.
2) 日本体育学会；体力の診断と評価，大修館書店，1978.
3) 加藤橘夫；日本人の体力と健康問題，南山堂，1978.
4) 山地啓司他；体力・健康概論，杏林書院，1986.
5) 大山良徳，小島廣政他；発達運動生理学，光生館，1991.

第3章　発育・発達について

第1節　発育・発達の意味

　個体の受精から始まる人の一生は，遺伝的因子を基盤に，その後における種々の要因によって，その個体はさまざまな成長，発展，増加，衰退などの変化をたどる．

　例えば，生まれたときの身長や体重，あるいは走・跳・投や筋力などといった能力がどんどん変化していくが，それには様々な要因が考えられる．それらを科学的に考察しようとするところに発育（Growth）・発達（Development）という学問が成立する．発育と発達は一般的にはニュアンスの違いはあるが，学問領域によっては必ずしも明確に区別することが，かえって不適切な場合もある．

　そこで，発育・発達の解釈について多くの研究者がその定義を述べているが，その中でも代表的なものを紹介しよう．

　まず，川畑は「発育とは，受精から成人に至るまでの形態構造ないし生理機能（精神，心理を含む）上の変化（推移，発展）の現象，作用，過程，本質，機構（メカニズム）などをさし，発達とは，受精から成人まで，さらには，それ以後における形態構造ないし生理機能上の変化（推移，発展）の現象，作用，過程，本質，機構（メカニズム）などをさしていう」と述べている．

　猪飼は「発育とは胎生初期の現象であり，成長と発育はその後のものをさし，特に成長は形態の増加を意味し，発育は形態のみならず機能の増大を含めている．また，発達は発育そのものをさす場合と，さらに発育以後の身体の機能の増進を含めた場合がある」と解している．松浦は，「体育学の領域では，発育を体格，形態的量の増大と解釈し，発達を心身の機能的拡大と解釈するのが適当である」としている．これらいくつかの発育・発達についての概念をまとめてみると，発育とは身体形態および身体機能の，そして，発達とは身体機能および運動能力の成長，変化，増大，増加，拡大などを意味しているといえよう．つまり，前者は組織，器官の細

胞数の増加や身長，体重，胸囲などの長さ，大きさ，重さなどの変化をさし，後者
は筋力，柔軟能力，呼吸・循環機能，内分泌系などの変化をさす．これらの体格，
形態，機能，能力の諸属性は，すべて程度の差こそあれ相互に関与しながら成り立っ
ていることを考えると，発育と発達の相互関連性を無視しては通ることができない．
この意味から，松浦や大山らは，「体育学の立場からは，発育発達を並列して述べ
るのが適切である」としている．

第2節　　発育・発達の要因

人の生涯における発育・発達・老化の段階は，図3-1のように個体の受精から死
に至るまで，さまざまな変化がみられる．それにはそれぞれの年代において積極的
に発展・増大する変化と，消極的に衰退・下降する変化がみられる．

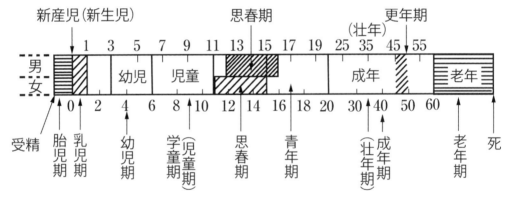

図 3-1　人の一生の発育発達段階（川崎）
（ヒトの細胞は，1個の細胞から60兆個の細胞にまで成長する）

これらの変化，つまり，発育・発達・老化は，先天的要因（遺伝）と後天的要因（栄
養・季節・性差・時代差・人種差・社会階層など）とがからみ合って成立するもの
であり，一つの要因だけをもってその人の評価をすることは危険である．
大山は，発育・発達の条件変量の分類と関与度を表3-1, 2のように分類している．
これによると，発育・発達と最も高い相関関係にある項目は，栄養因子であり，つ
いで遺伝因子，経済因子，そして運動の因子である．戦前に比べ，今日の児童・生
徒の体格が大きく成長したことは，まさに栄養摂取との関係が大きかったからであ
ろうと推察できる．

表3-1　発育発達に関与する条件変量の分類（大山）

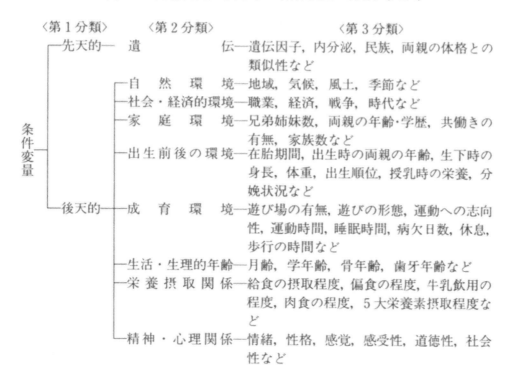

〈第1分類〉　〈第2分類〉　　　　　〈第3分類〉
先天的——遺　　　　　　　　伝——遺伝因子，内分泌，民族，両親の体格との
　　　　　　　　　　　　　　　　　類似性など
　　　　┌自　然　環　境——地域，気候，風土，季節など
　　　　├社会・経済的環境——職業，経済，戦争，時代など
条件　　├家　庭　環　境——兄弟姉妹数，両親の年齢・学歴，共働きの
変　　　│　　　　　　　　　有無，家族数など
量　　　├出生前後の環境——在胎期間，出生時の両親の年齢，生下時の
　　　　│　　　　　　　　　身長，体重，出生順位，授乳時の栄養，分
　　　　│　　　　　　　　　娩状況など
後天的——成　育　環　境——遊び場の有無，遊びの形態，運動への志向
　　　　│　　　　　　　　　性，運動時間，睡眠時間，病欠日数，休息，
　　　　│　　　　　　　　　歩行の時間など
　　　　├生活・生理的年齢——月齢，学年齢，骨年齢，歯牙年齢など
　　　　├栄　養　摂　取　関　係——給食の摂取程度，偏食の程度，牛乳飲用の
　　　　│　　　　　　　　　程度，肉食の程度，5大栄養素摂取程度な
　　　　│　　　　　　　　　ど
　　　　└精神・心理関係——情緒，性格，感覚，感受性，道徳性，社会
　　　　　　　　　　　　　　性など

表3-2　発育発達に関与度（大山）

原　因　変　数	因子負荷量	関与度（％）
遺　　　　　伝	.592	17.3
運　　　　　動	.520	13.5
学　　　　　習	.475	11.3
睡　　　　　眠	.355	6.4
栄　　　　　養	.711	25.1
性　成　熟	.432	9.4
経　　　　　済	.584	17.0

　図3-2は，戦時中の食糧難時代と戦後の食糧事情が好転して児童・生徒の身長が加速的に成長したことを示した図である．また，同じ日本人の血をひきながら図3-3でみられるように日系二世のアメリカ人が日本人より大きな値を示していることは環境変化の差もさることながら，栄養摂取量の差が大きな要因であろうと推察される．

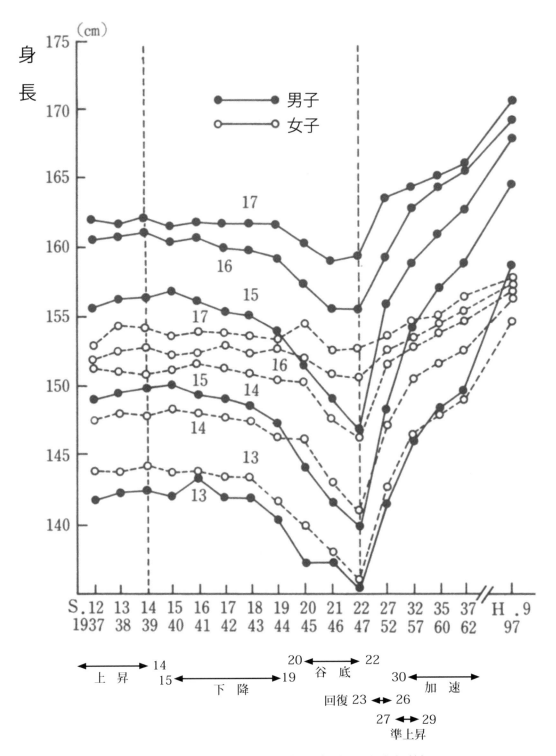

図3-2　生徒の戦時下の身長低下（川畑・小島加筆）

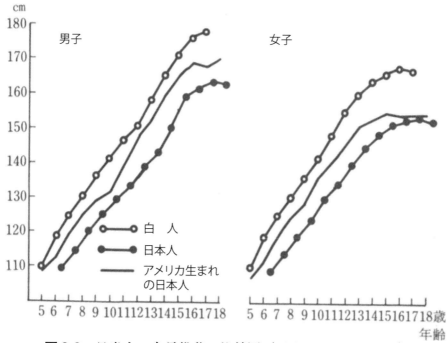

図 3-3　日米人の身長推移の比較図（グリュリッチ，1957）

　表 3-3 は，わが国の児童・生徒の身長の値を明治 33 年（1900 年）より部分的年度と 6 歳，12 歳，15 歳，18 歳に分けて表示したものである．文部省では明治 33 年から今日まで，わが国の全児童・生徒の身長・体重・胸囲・座高を毎年測定をし公表しているが，これは先進国の中でも例をみないことである．

表 3-3　わが国児童・生徒の身長の変遷（文部省体育局）

(cm)

年齢 ＼ 年		1900年	1913年	1927年	1945年	1948年	1965年	1985年	1996年
6 歳	男子	107.0	106.7	108.0	108.2	108.1	113.4	116.4	116.7
	女子	104.8	105.2	106.9	107.1	107.2	112.5	115.7	115.9
12 歳	男子	133.9	133.9	136.8	137.4	135.0	144.7	150.0	152.1
	女子	133.0	134.8	138.0	140.9	136.1	146.3	150.9	152.0
15 歳	男子	152.1	153.6	155.5	157.1	152.7	163.6	167.5	168.4
	女子	144.8	147.0	149.0	151.7	149.1	154.0	157.0	157.4
18 歳	男子	160.0	160.6	161.4	162.8	162.1	167.8	170.8	170.8
	女子	147.0	148.8	150.5	153.2	152.8	155.6	157.8	158.0

第3節　身体の発育・発達

　身体の形態や各機能の発育・発達は，同時に平等なパターンで成長するものではない．急速に成長する時期や，成長の程度，さらには完成の時期も異なる．全体として調和を保ちながら成長する．このことが形態や機能の特徴でもある．図3-4は，男女20歳の身体形態を100とし，それまでの個々の項目の発育速度をパーセントで示したものである．

　身体の形態項目は，表3-4のように長育・幅育・量育・囲育の4部類に分けることができる．この数多くある項目の中で，身長・体重・胸囲・座高は発育指標になる基本的な項目であり，小・中・高校の各学校では，毎年，これらの測定が定期的に実施されている．（胸囲は1955年廃止，座高は2016年廃止）．また，これらの計測値は，体格指数（表3-5）を算出する場合の基本にもなる値である．

　身体の機能については，1930年にスキャモン（Scammon）が，身体の諸臓器の発育・発達パターンを図3-5のように示している．そして彼は，身体諸臓器の項目とその特徴を表3-6のように分類している．

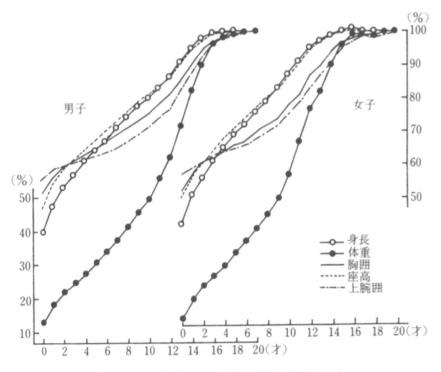

図3-4　20歳までの形態発育速度（松浦）

表 3-4 身体形態の項目（小島）

長　育	身長，座高，頭長，胴長，上肢長，上腕長，手長，下肢長，足長，指極，腸骨棘高など
幅　育	頭幅，肩幅，胸幅，胸厚，腰幅，足幅，手幅，腸骨稜幅，肩峰幅など
量　育	体重，皮下脂肪厚各臓器など
囲　育	頭囲，頸囲，胸囲，腹囲，腰囲，上腕囲，前腕囲，大腿囲，下腿囲，手首囲，臀囲，首囲など

表 3-5 体格指数の主な一覧表（小島）

比体重 $=\dfrac{体重}{身長}\times 100$

比胸囲 $=\dfrac{胸囲}{身長}\times 100$

比座高 $=\dfrac{座高}{身長}\times 100$

ローレル指数 $=\dfrac{体重}{(身長)^3}\times 10^5$

カウプ指数 $=\dfrac{体重}{(身長)^2}\times 10^3$

川畑指数 $=\dfrac{体重}{(座高)^2}\times 10^3$

ベルベック指数 $=\dfrac{体重+胸囲}{身長}\times 10^2$

ポンデラル指数 $=\dfrac{身長}{\sqrt[3]{体重}}$

リビー指数 $=\dfrac{\sqrt[3]{体重}}{身長}\times 100$

ピルケー指数 $=\dfrac{10^3\sqrt{10\times 体重}}{座高}$

マヒロン指数 $=体重-\dfrac{身長}{2}$

ピネー指数 $=身長-(体重+胸囲)$

八木指数 $=\dfrac{体重}{胴長}$

大山指数 $=\dfrac{体重}{胸囲\times 座高}$

ブロッカの標準体重 $=身長-100$

肥満度 $=\dfrac{実測体重-標準体重}{標準体重}\times 100$

肥満度 $=身長\times 身長\times 22$

肥満指数 $=身長-体重-腹囲$

比上肢長 $=\dfrac{上肢長}{身長}\times 100$

比腸骨棘高 $=\dfrac{腸骨棘高}{身長}\times 100$

比肩峰幅 $=\dfrac{肩峰幅}{身長}\times 100$

胴脚指数 $=\dfrac{胴長}{腸骨棘高}\times 100$

肩腰指数 $=\dfrac{腰最大幅}{肩峰幅}\times 100$

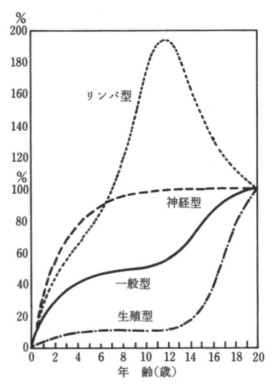

図 3-5　発育のパターン（スキャモン，1930）

　図の曲線は，極めて模式的で必ずしもすべてのヒトに当てはまるとは限らない．つまりこの図は，臓器の種類によって差異があることを示している．

表 3-6　身体臓器の分類とその特徴（スキャモン）

一般型 (General type)	頭尺度を除く身体全般の外的尺度，呼吸器，消化器，腎臓，大動脈と肺血管，筋肉，骨格，血液量など	出生後の数年間と思春期に著しい発育がみられる
神経型 (Neural type)	脳，硬脳膜，脊髄，視覚器官など	乳，幼児期に急速な発育がみられ，6〜8歳頃で成人の90%近くまで到達する
リンパ型 (Lymphoid type)	胸腺，リンパ節，腸間リンパ組織など	10〜12歳頃までには著しい発育を示すが，その後は急速に成人の値に低下する
生殖線型 (Genital type)	睾丸，卵巣，副睾丸，前立腺，子宮など	思春期以後に急激な発育を示す

1 身体形態の発育

　形態の発育は，先にも述べたようにそれぞれの項目によってその特徴がある．それは，身長・座高の発育は早期にピークに達し，体重の発育は，思春期以後に急速に増加することが知られている．

　図3-6は身長の発育発達曲線を示した図である．出生後最初の2〜3カ月の発育は著しいが，その後は徐々に発育速度（年間発育量または発育率）がゆるやかになる．この乳児期の1年間の発育量（率）は生涯のうちで最も大きい．その後，2〜3歳までは発育速度も大きいが，漸次速度をゆるめ，思春期に入り再び発育速度，つまり発育加速現象が現われる．この思春期における発育速度には男女間に性差がみられ，女子では初潮時の2年前に現れ，初潮発現とともに身長の発育が停止傾向になる．男子では女子より2歳ほどおくれた12〜15歳ごろに発育加速現象が現われるが，18〜19歳ぐらいになるとブレーキがかかってくる．ただ，これらの最大発育速度（発育促進期）は個人差の素因も大きく，早熟者には早く現われ，晩熟者は遅く現われるというのが特徴である．

　図3-7は，体重の発育曲線と発育速度曲線を示した図である．

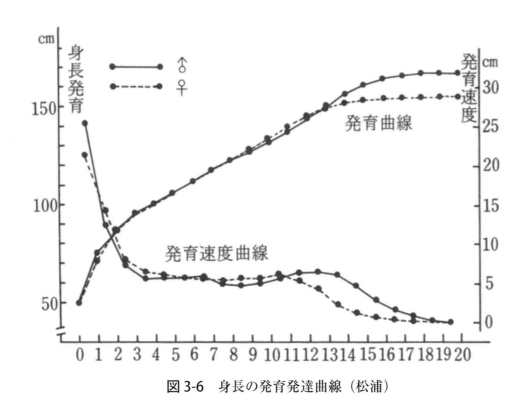

図3-6　身長の発育発達曲線（松浦）

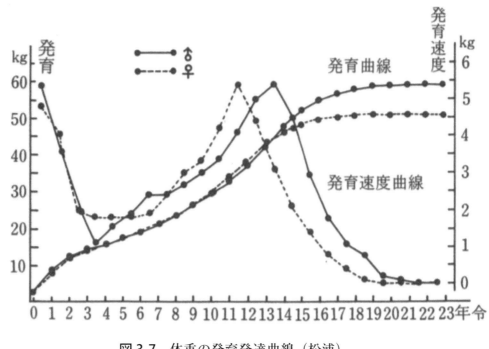

図3-7　体重の発育発達曲線（松浦）

2　身体機能の発達

（1）　筋力の発達

　筋肉は，横紋筋（骨格筋と心臓筋）と平滑筋とに大別され，運動には主に横紋筋が働いている．これは細長い細胞でできており，この中部には多数の核があるのが特徴である．1個の筋細胞が非常に長いため，これを筋線維と呼ぶ．筋線維は多数束ねられ，それを筋肉と呼んでいる．筋肉の発達は筋線維すなわち筋細胞の数の増加と，個々の筋線維の大きさ（長さと太さ）の増大とに区別される．

　筋力の発達は，男子が12歳ごろから顕著になるのに対し，女子ではゆるやかに発達する．したがってこの項目は男女間の差は明らかである（図3-8）．

　筋力は，加齢とともに体重当たりの筋量が減少する．それは，筋細胞が減り，細胞間物質（水，コラーゲン，脂肪）が増加するためで，特に40歳以後は顕著である．

　図3-9は，静的筋力，筋持久力，瞬発筋力，肺活量，最大酸素摂取量，全身反応時間の最大発達速度・最大能力レベルの出現時期を示した図である．

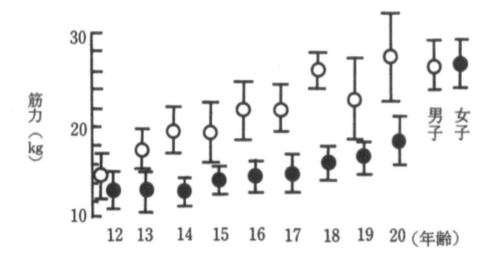

図 3-8　筋力の年齢別による発達図（猪飼）

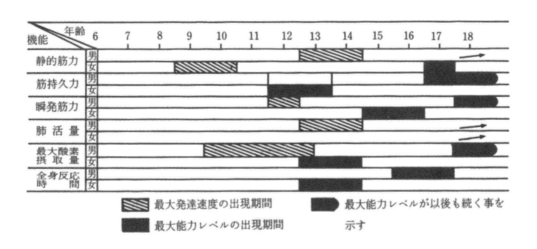

図 3-9　最大発達速度・最大能力レベルの出現時期（松浦）

（2）　呼吸機能の発達

　空気中から酸素をとり，これを血液に与え血液中の炭酸ガスを体外に排出する作用が呼吸機能の仕事である．呼吸機能の発達は，呼吸回数の年齢的変化によって知ることができる．新生児の呼吸回数は毎分 40 〜 65 回程度であるが，1 〜 6 歳では 20 〜 30 回，6 〜 10 歳では 18 〜 25 回，10 歳以上では 16 〜 20 回でほぼ成人の値と同じようになっている．このように，身体発育とともに呼吸回数が減少していることは，肺の呼吸容積が増加したこと，胸郭や呼吸筋の発達などで 1 回の呼吸量が増大したことなどの要因である．また，肺活量は，身長や体重との間に高い相関関係を保ちながら増加する傾向がみられる．

（3）　循環機能の発達

　循環器系の機能は呼吸器系の機能と分けてみることはむずかしく，実際には両者一体となって生理的に機能している．循環の原動力は心臓であり，その心臓は一種の中空器官で，内腔は四室からなっている．

　心臓の形態は乳児期では横に広く，成人になるにつれて細長くなる．出生時の心臓重量は約 20g であるが，生後 1 年で男子約 55g，女子では 50g に発育する．その後体重の増加とともに徐々に発育し，思春期においては著しく増加し，男子では 300g，女子では 250g になる．男子はその後も増加傾向が示されるが女子では 17 歳前後で停止する（図 3-10）．

　その他循環機能の発達は，心臓の 1 回の拍動（1 分間当たりの拍動数を心拍数という）で駆出される血液量（1 回拍出量）や血圧の年齢的変化によって知ることができる．

　胎児期の心拍数は約 150 拍／分前後であるが，幼児期から次第に減少し，成人期には男子で約 70 拍／分，女子では 75 拍／分ぐらいになる．これは心臓の容積が大きくなり，心臓の収縮力も強くなり，1 回の拍動で駆出される血液量が増えるからである．

　血圧とは，心臓が全身に血液を送り出すために行う収縮−弛緩運動における動脈血管圧である．この血圧は，年齢が増すにつれて少しずつ上昇する．血圧の値は，目安として最大血圧（収縮期血圧）を年齢プラス 90 としているが，すべての年齢層に当てはまるとはいいきれない．

　WHO では，最高（収縮期）血圧値 140mmHg 未満を正常，140mmHg 以上を高

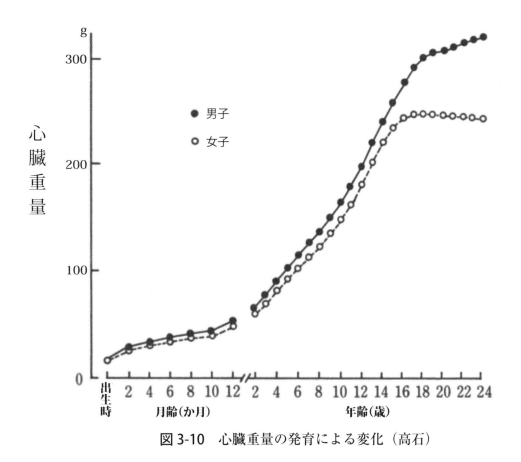

図 3-10　心臓重量の発育による変化（高石）

血圧（160 未満を I 度，180 未満を II 度，180 以上を III 度），そして最低（拡張期）血圧値 90mmHg 未満を正常，90mmHg 以上を高血圧（100 未満を I 度，110 未満を II 度，110 以上を III 度）としている．しかし，血圧は，正常者においても日差変動が大きく，また精神的緊張，寒冷，喫煙，騒音など種々の要因によっても変動することが知られている．

　呼吸と循環機能を総合的に表わすものとして，最大酸素摂取量（VO$_{2max}$）がある．これは呼吸・循環系機能の総合的な指標であるとともに，内分泌系，神経系，消化器系，筋肉組織などあらゆる生体諸機能の発達度とも関連性が高い．したがって運動不足であるかどうかを知るための適切な指標にもなる．10 歳ぐらいの男女では大差はないが，14 歳ぐらいから男子は急激に増加し，20 歳ぐらいでは男子で毎分約 3.0L ／分となるのに対し，女子では 17 歳ぐらいがピークで，その値は 1.7 〜 2.0L ／分である．加齢とともに，その低下も顕著で，男子 50 歳代では 1.8L ／分，女子では 1.2L ／分前後になる．

（4）　神経系の発達

　神経系の発達は，脳重量の年齢的変化によって知ることができる．脳重量は，出生時で360gぐらいである．それは成人の25％に当たる．体重との割合では約12％である．生後6カ月で成人の50％，2年半で75％，そして10年で95％に達する．成人での脳重量は，体重の2％前後である（図3-11）．

　脳の神経細胞も，その発育速度は速い．すなわち，生後2年でほとんど成人に近づき，6〜7歳にはほぼ完成するまでに発育している．

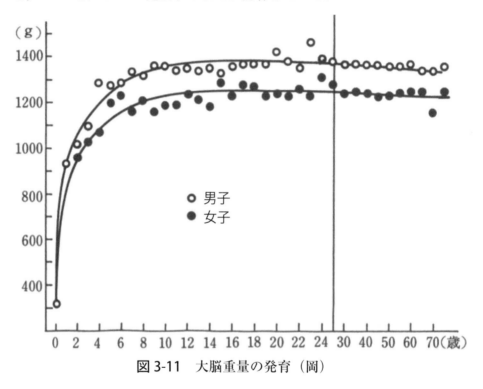

図3-11　大脳重量の発育（岡）

（5）　内分泌系の発達

　内分泌とは，内分泌器よりホルモンを血液中に分泌することをいう．ホルモンは内分泌腺と呼ばれる特殊な構造を有する器官，または組織より血液またはリンパに移行して少量でよく他の器官や器官系に影響をおよぼす物質である．

　ホルモンは，神経組織とともに身体全体の統合や発育発達に重要な作用を持っている．また，神経機能の制御，調整の働きを持つと同時に内分泌器官それ自体が神経の反射作用を受け制御されている．

　内分泌器官として主たるものは，下垂体，松果体，甲状腺，胸腺，副腎（腎上体），

膵臓，性腺（精巣，卵巣），十二指腸などがある．

そこで，内分泌の主な項目である胸腺，下垂体，甲状腺，副腎の発達経路について林は以下のように述べている．

胸腺　胸腺は12歳ごろに最もよく発達するが，それ以後は次第に萎縮し，成熟後は退化して脂肪組織に変わる．幼若な動物に胸腺ホルモンを与えると性的成熟が遅れることから，胸腺ホルモンが性的成熟を抑制するものであることがわかる．これに反して幼若なものの胸腺を除くと，性器だけが異常に発育し，骨の成長は妨げられる．

下垂体　脳下垂体の前葉ホルモンも発育に深い関係があり，幼児にこのホルモンの分泌不足が起こると，発育が著しく遅れ，骨端腺が長く骨化しないので，体格はいつまでも子どもらしく残る．性的成熟も遅れる．知識の発育障害はクレチン病のように著しくはない．これに反して脳下垂体の機能が先天的に異常に亢進しているか，発育期に分泌過多になったりすると，発育異常をきたして巨人症になる．

甲状腺　甲状腺のホルモンはサイロキシンである．身体の酸化速度を調整し，一般に代謝の水準を左右しエネルギーの量を支配している．甲状腺は出生前から発育を始め，最初の3カ月間は，すみやかに発達し，そのホルモンの分泌は胎生5カ月ぐらいから始まっている．生後の発達は年齢によって一時的に発達し，15〜20歳の間に最大値に達する．サイロキシンは身体発育に極めて関係が深く，若い人では甲状腺の活動が低下すると発育がにぶくなり，成熟は不十分になる．反対に活動過度になると代謝が高まりすぎて，体重は減少し血圧が高まり，不眠，神経質になったりする．

副腎　副腎の形態的な発達は特殊である．胎生期に発達が盛んで，生後はかえって形が小さくなる時期がある．生後2年ぐらいが最も小さく，以後再び大きくなる．副腎には髄質と皮質があり，髄質からはアドレナリンを分泌し，皮質からはステロイドが分泌される．ホルモンの分泌が豊富になることは，情緒の興奮した状態における興奮の激しさを支配している．図3-12は性ならびに発育に関するホルモンと，その働きを示したものである．成長に関係の深いホルモンの作用は，骨の発育，タンパク質同化作用，カロリー産生，糖質，脂質代謝，水分電解質の調節，第二次性徴の発現などである．ある栄養素や物質の代謝には，いくつかのホルモンが，ある場合には協同的に，あるときには拮抗的に作用している．ごく単純化してしまえば，ホルモンの働きは一連の代謝過程を作動させる導火線の働きをしている．

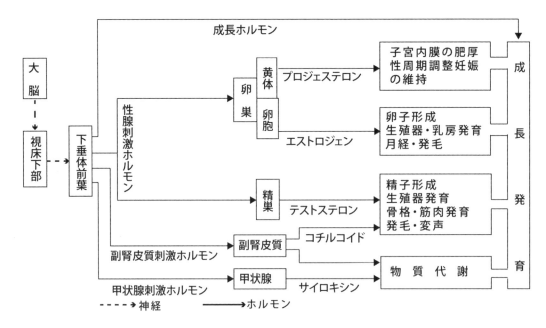

図 3-12　性および発育に関するホルモンとその働き

（6）　代謝系の発達

　身体の諸器官は，たえず部分的に外界と物質の交換を行いながら動的平衡を保っている．したがって絶対安静の状態でも，最小限の活動を行って生命を維持するためにエネルギーを消費している．このときに必要なエネルギー消費量を基礎代謝量という．その基礎代謝量は表4-15（P.65）に示すとおりである．これは日本人の年齢別，性別の基礎代謝量を示したものである．この表でわかるように，男女ともに1日当たりの基礎代謝量は，思春期までは増加しているが，その後，加齢とともに減少の傾向がみられる．

第4節　運動能力の発達

　運動能力とは，走，跳，投など運動を行うときの基礎的能力と，野球や体操などスポーツに限定されたスキルを含むところの特殊能力に分けることができる．これらの能力は，呼吸，循環，筋力，神経など多くの身体機能すべてが程度の差こそあれそれぞれ関与されその能力を発揮している．もちろん，身体形態が関与することはいうまでもない．

運動能力の項目分類については，ラルソン（Larson）やキュアートン（Cureton）は身体機能項目も含め運動能力の項目に入れているが，ここではパフォーマンスの測定法に基づいて分類する．

1　走能力……50m 走，100m 走，1000m・1500m 持久走など
2　跳能力……立幅跳，走幅跳など
3　投能力……ソフトボール投げ，ハンドボール投げ，バスケットボール投げ，軟式野球ボール投げなど
4　泳能力……25m 自由型泳ぎ，100m 平泳ぎなど
5　滑走能力……1000m スケート滑走，1000m 平地スキー滑走など

図 3-13 以下は，文部省スポーツテスト項目の 50m 走，走幅跳，ハンドボール投げ，1000m および 1500m 持久走の年齢別発達推移を示したものである．

50m 走（スピード能）の発達は，男子が 10 〜 14 歳，女子では 10 〜 13 歳の間で急速に発達する．この時期はスピード能の最大発達速度の出現期間であり，その後男子では 17 〜 20 歳，女子では 16 〜 18 歳が最大能力を発揮できるころになる．

1000m（女子）・1500m（男子）持久走は，女子では 12 〜 13 歳をピークとして後は下降傾向をたどる．また，男子では，12 〜 14 歳にかけて急速に発達して，17 歳ごろでピークに達する．その後は逆に直線的かつ急速に下降する．これらの傾向から持久能力は，男子では青年期の前半に，女子では思春期のころが生涯の中で最も高い値を示す時期である（図 3-14）．

走幅跳（瞬発能力）の発達曲線は，50m 走の発達の推移とよく似ている．すなわち，この項目は，瞬発能力とスピード能力に相通じる関係があると推察される（図 3-15）．

ハンドボール投げ（投力）の発達曲線は，男女ともに 12 〜 14 歳で急速な発達がみられ，年間発達量は男子で約 3m，女子で約 1m の増加量がみられる．このスパート以降は徐々に上昇をつづけるが，男子では 17 歳ぐらいで最高値を示し，それ以後は停滞または下降傾向を示す．女子では 21 歳ぐらいがピークで，それ以降は低下してくる（図 3-16）．

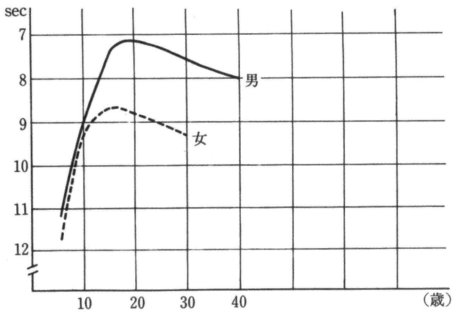

図 3-13　50m 走の発達曲線（飯塚ら）

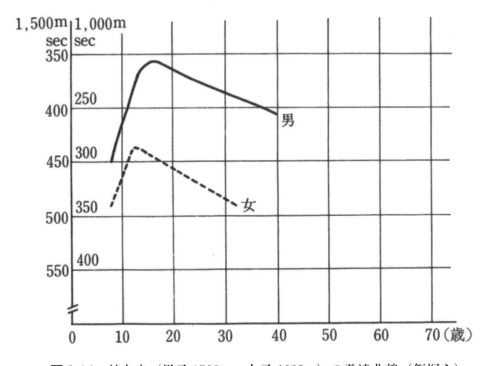

図 3-14　持久走（男子 1500m　女子 1000m）の発達曲線（飯塚ら）

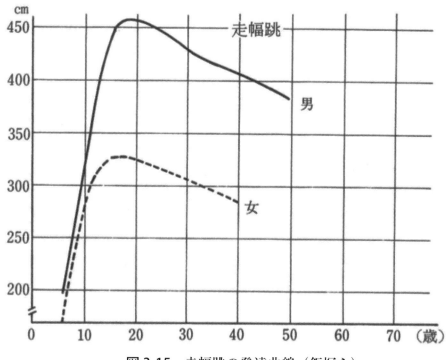

図 3-15　走幅跳の発達曲線（飯塚ら）

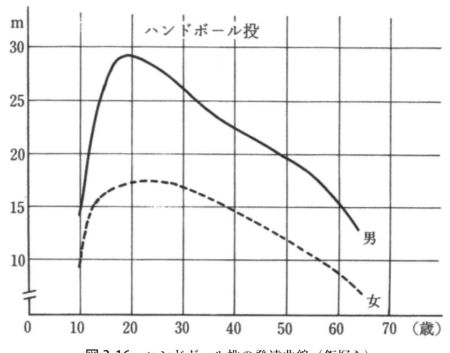

図 3-16　ハンドボール投の発達曲線（飯塚ら）

　このほか，運動機能，運動能力の基礎能力は以下の8つに分類することができ，各々にはいくつかの項目が考えられる.

1　筋力……握力，背筋力，脚筋力，徒手筋力検査（MMT）など

2　瞬発力……垂直跳，立ち幅跳びなど

3　筋持久力……腕立て伏せ，上体起こし，懸垂など

4　敏捷性……反復横跳，全身反応時間，プロアジリティテスト，T字アジリティテスト，バービー・テスト，ステッピングなど

5　平衡性……閉眼片足立ち，その場足踏みなど

6　柔軟性……長座体前屈，立位体前屈，伏臥上体そらし，関節可動域（ROM）テストなど

7　心肺持久性……踏台昇降運動，息こらえ，肺活量，最大酸素摂取量，最大酸素負債量など

8　巧緻性……ジグザグドリブルなど

　※協応性（Coordination）とは身体各部器官が，ある目的運動遂行のためにいかに協力して作動し得るかといった能力のことで，目と手，上肢と下肢が同時に無駄なく連動して作動することである．生理学的には，中枢神経がいかに多くの筋肉を同時に独立して支配するかといったことになる．つまり神経支配の分化程度と統合とが関連してくる．運動・スポーツはまさに協応性の能力である.

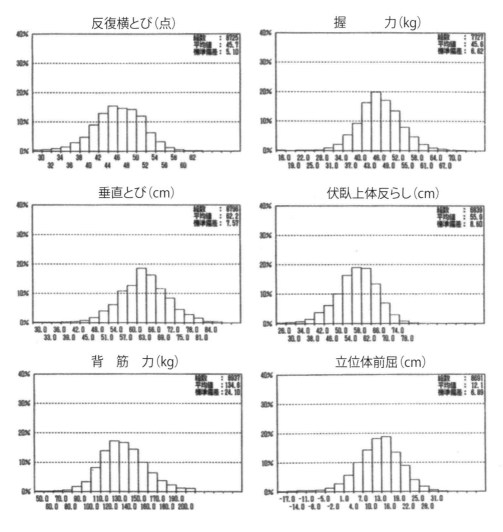

図 3-17（a）　大学生の体力診断テスト項目の度数分布（18歳・男子）
（全国大学体育連合　体力テスト委員会 1988）

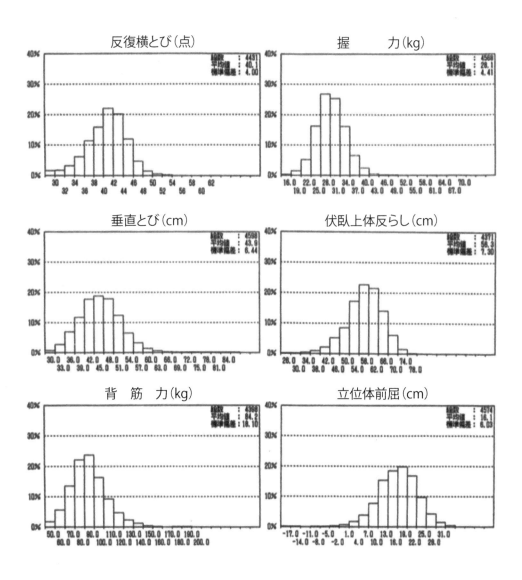

図 3-17（b）　18 歳・女子

■参考文献

1) 川畑愛義他；日本人の発育発達, 医歯薬出版社, 1965.

2) 松浦義行；発育発達に関する諸条件の検討, 体育の科学, 17-11, 1967.

3) 大山良徳；運動能力の発達に関与する諸要因の因子分析的研究, 体育学研究, 13-1, 1968.

4) 川畑愛義；日本人学徒の発育発達の促進に関する研究, 健康教室, 1968.

5) 福田邦之；日本人の体力, 杏林書院, 1968.

6) 大山良徳；体力づくりと身体柔軟性, 不昧堂, 1970.

7) 八木保；体格の発育に関する諸要因の分析, 学校保健研究, 12-2, 1970.

8) 小島廣政他；発育発達と親子の関係, 日本学校保健学会, 1970.

9) 川畑愛義；体育学研究としての発育発達, 体育学研究 19-1, 1974.

10) 大山良徳；幼児の身体発育に関する主要因の選定に関する基礎的研究
     （第1報）, 体育学研究, 19-2, 1974.

11) 松浦義行；発達運動学, 逍遥書院, 1975.

12) 小島廣政；敏捷能カテストに関する実験的研究, 産大論集, 10-2, 1981.

13) 高石昌弘他；からだの発達, 大修館書店, 1981.

14) 林正；子どもの身体の発育と発達, ぎょうせい, 1982.

15) 小島廣政他；児童生徒における発育発達の特性評価に関する研究, 近畿学校保健学会, 1983.

16) 文部省体育局；体力・運動能力調査報告書, 1988.

17) 全国大学体育連合；体力測定結果の調査報告書, 1988.

18) 飯塚鉄雄他；日本人の体力標準値第4報, 不昧堂, 1989.

19) 大山良徳, 小島廣政他；発達運動生理学, 光生館, 1991.

第4章　栄養と生活

第1節　人間と栄養

　人間は生きるために不可欠な行動として「食べる」ことを人類発生の当初から今日までつづけている．また人間は他の動物と違い本能のみの食物を摂取しないところに人間の特徴がある．食べることは栄養の摂取行動でありそれ自体が生命維持のエネルギー源として必要となっている．

　そこで人間が発育・発達あるいは生命を維持するためには年齢，性別，運動量の大小によって質，量ともにバランスのとれた栄養摂取をすることが必要である．そして健康を増進させ活動を続けていくために規則正しい食生活を営むことが要求される．

　戦後，食糧の不足による栄養失調また，それに伴う疾病で尊い命を失うものも少なくなかったが近年は栄養の摂取水準も高まり食生活も改善され青少年の体格・体力は著しく向上している．その反面過食や栄養過剰が原因となり肥満傾向の増加や生活習慣病の（動脈硬化・糖尿病など）の若年化が新たな問題として発生している．

　このように栄養とその摂取についての認識は人間が生命を維持し種々の活動を行うために重要な意味を持つのである．

　表4-1〜3についてはわが国の食品摂取量の年次推移や栄養成分の使途ならびにビタミンの働きと主な給源を示したものである．

表 4-1　わが国の食品群別の食品摂取量の年次推移（1人1日当たり単位 g）

	1999	2004	2009	2014	2019
穀類	254.4	449.5	442.2	435.9	410.7
米・加工品	162.4	343.0	334.6	325.0	301.4
小麦・加工品	89.8	98.4	99.4	101.9	99.4
その他の穀類・加工品	2.1	8.1	8.2	9.0	9.9
いも類	67.7	60.5	54.6	52.9	50.2
砂糖・甘味料類	9.5	7.1	6.6	6.3	6.3
豆類	70.4	61.5	55.6	59.4	60.6
大豆・加工品	68.4	59.8	54.0	58.2	59.2
その他の豆・加工品	2.0	1.7	1.6	1.2	1.4
種実類	2.2	2.1	1.9	2.0	2.5
緑黄色野菜	94.2	84.0	93.4	88.2	81.8
その他の野菜	182.3	169.8	165.3	171.3	167.5
果実類	119.4	119.2	113.0	105.2	96.4
きのこ類	13.8	15.0	15.6	15.8	16.9
藻類	5.5	12.9	10.3	9.6	9.9
魚介類	94.3	82.6	74.2	69.4	64.1
肉類	78.4	77.9	82.9	89.1	103.0
卵類	40.4	34.4	34.3	34.8	40.4
乳類	137.0	135.4	115.4	121.0	131.2

第2節　栄養素

栄養素とは外界から摂取する食物の中で体内に吸収され生理的な機能に役立つ働きをする物質である．栄養素は体内で分解や合成を繰返してそのときに発生する化学エネルギーを熱や機械的エネルギーに転換して体温の維持，消化吸収，分泌，身体活動に必要な諸動作のほかに発育・発達の構成要素となることによってすべての生命現象を営むために必要なものである．

栄養素の主なものに糖質（炭水化物），脂質（脂肪），タンパク質の三大栄養素とミネラル（無機質）やビタミン類の保全素がある．

その三大栄養素はエネルギーまたは熱量を供給するものであり熱量素ともいう．また保全素は体内の活動を調節するものであり調節素ともいう．

1 エネルギーまたは熱量を供給する栄養素

（1）糖質（carbohydrate）

糖質はエネルギー供給源として最も重要な物質である．特に運動強度が高いほど多く必要とされ体内にはわずかしか貯蓄されない．一部はグリコーゲンとして，また肝臓や脂肪組織で脂肪に合成されて蓄積される．栄養素の中でこの糖質はすべてが使用されることから最も経済的なエネルギー源であるといえる．

表 4-2　栄養素と栄養成分の使途

表4-3　ビタミンの働きと主な給源（小島）

ビタミンの種類	生 理 的 な 役 割	主 な 給 源
ビ タ ミ ン A（レ チ ノ ー ル）	正常な発育，そして正常な皮膚，粘膜の維持に必要． 欠乏すると暗調節能力が減退し夜盲症，眼球乾燥症をおこす． 欠乏すると消化器粘膜が減少し疾病を起こす．（欠乏症の子ども）	肝，卵黄，うなぎ，魚肝油，牛乳，ニンジン，大根，ホウレン草
ビ タ ミ ン D（カルシフェロール）	骨や歯の生成に必要． 欠乏すると乳幼児ではクル病，妊婦や授乳婦では骨軟症をおこす． 紫外線をうけることで生成される．	肝，卵黄，牛乳，魚肝油，マーガリン，イワシ，カツオ，乾燥椎茸
ビ タ ミ ン E（トコフェロール）	強力な抗酸化剤で，油の酸化をふせぐ． 生殖細胞の機能を維持する働きをする． 欠乏するとラットでは骨格筋の萎縮，筋麻痺がみられた．	小麦胚芽，植物油，乳脂，卵黄，豆類，緑色野菜
ビ タ ミ ン K（メ ナ ジ オ ン）	いったん出血すれば止まりにくくなる．	肝，植物油，トマト，緑葉野菜
ビ タ ミ ン B_1（チ ア ミ ン）	生体内で糖の中間代謝に働く． 欠乏すると乳酸が体内に蓄積する． 欠乏すると手足の先端がしびれ，腱反射が低下し，脚気になる． 欠乏すると神経系，循環器系統が減退し，さらに心臓障害もおこす．	肝，小麦胚芽，豆類，豚肉，米ヌカ，牛乳，卵黄
ビ タ ミ ン B_2（リボフラビン）	身体発育を促進する作用をもつ． 欠乏すると口角炎，口唇炎，角膜炎，皮膚炎などをおこす．	牛乳，乳製品，緑葉野菜，卵
ビ タ ミ ン C（アスコルビン酸）	水素運搬体として作用し，また，鉄分の吸収を促進する． 欠乏すると壊血症となり，骨の発育障害をおこし，骨膜下出血がみられる．	みかん類，いちご，トマト，パセリ，葉菜類，ピーマン

その他，ビタミンの種類としてビタミンB_6（ピリドキシン），ナイアシン（ニコチン酸とニコチン酸アドミ），ビタミンB_{12}（シアノコバラミン），葉酸，コリン，パントテン酸，ビオチン（ビタミンH），イノシット（イノシトール），ビタミンPなどが存在している．

(2)　脂質（fat）

　脂質は動作エネルギーの供給源として，また予備燃焼室として皮下に貯蓄され体温発散を防ぐ作用を持っている．過剰なる摂取は体脂肪の蓄積を招き肥満になる．持久性の運動にはこの脂質は酸素とともに欠くことのできない栄養素である．

(3)　タンパク質（protein）

　タンパク質は，筋線維，結合組織などの身体の支持組織をはじめ，すべての細胞の基本的構造の構成成分となっている．つまりタンパク質はエネルギー源として

の利用は少ないが体構成物質としては重要な物質であり発育期の子どもは当然のこと運動選手にも欠かすことのできない栄養素である．不足すると筋肉量が減少し体力の低下がみられ免疫能力が衰え罹患率が高くなる．また血管の老化現象もみられる．

2 体内の活動を調節する栄養素

（1） ミネラル（minerals）
体内には，数十におよぶ元素が含まれているが酸素，炭素，水素，窒素の四元素で約95%を占め，これ以外の元素をミネラルまたは無機質という．これにはカルシウム，リン，ナトリウム，カリウムなど骨や体液中に多量に含まれるもののほかに鉄分，ヨウ素，コバルトなど微量ではあるが含まれ体内成分や新陳代謝などに必須なものである．

（2） ビタミン（vitamin）
水溶性のものと脂溶性のものがあるが，その科学的性状は多様である．このビタミン類は代謝調節作用を行なって健康な身体を維持していくためには絶対に必要なものであり不足すると特有の欠乏症を起こす物質である．（表4-3）

（3） その他
水分であるが，人体の成分は約65%前後が水分で占められ，あとは脂質，タンパク質，糖質が約30%，そしてあとの5%前後がカルシウムなどの無機質である．それぞれの栄養素がその使命を果たすのに水の協力が必要とされる．体内の20%の水分を失うと生命は危険である．

3 体組織を新生し，その消耗を補う栄養素
糖質，脂質，タンパク質，無機質，水分などがこれにあたる．
（これらの栄養素の必要所要量は表4-5，表4-6を参照）

表4-4　日常生活からみた生活活動強度の区分（目安）

生活活動強度と指数	日常生活の例		日常生活の内容
	生活動作	時間	
I （軽い） 0.35	睡　眠 座　る 立　つ 歩　く	8 12 3 1	通勤，買物など1時間程度の歩行と軽い手作業や家事などによる立位のほかは大部分座位で事務，勉強，談話などをしている場合（幼児のいない専業主婦など）
II （中等度） 0.50	睡　眠 座　る 立　つ 歩　く	8 7 ～ 8 6 ～ 7 2	通勤，買物のほか仕事などで2時間程度の歩行と事務，読書，談話による座位のほか機械操作，接客，家事などによる立位時間の多い場合
III （やや重い） 0.75	睡　眠 座　る 立　つ 歩　く 筋運動	8 6 6 3 1	農耕，漁業，建築などで座位，立位，歩行のほか1日のうち1時間程度は重い筋作業に従事している場合
IV （重い） 1.00	睡　眠 座　る 立　つ 歩　く 筋運動	8 4 ～ 5 5 ～ 6 4 2	1日のうち2時間程度は厳しいトレーニングとか木材の運搬，農繁期の農耕作業などのような重い筋作業に従事している場合（プロのスポーツ選手など）

（厚生省・日本人の栄養所要量，1990）

表 4-5　成長期および生活活動強度 II

年　齢 (歳)	身長推計基準値 (cm) 男	身長推計基準値 (cm) 女	体重推計基準値 (kg) 男	体重推計基準値 (kg) 女	エネルギー (kcal) 男	エネルギー (kcal) 女	タンパク質(g) 男	タンパク質(g) 女	脂肪エネルギー比率(%)	カルシウム (g) 男	カルシウム (g) 女
0 { 0～(月)					120／kg		3.3 g／kg		45	0.4	
2～(月)					110／kg		2.5 g／kg		45	0.4	
6～(月)					100／kg		3.0 g／kg		30～40	0.4	
3～	97.3	96.6	15.04	14.70	1,400	1,350	40	40	25～30	0.4	0.4
6～	117.0	116.5	21.35	21.04	1,700	1,600	55	50	25～30	0.5	0.5
11～	144.6	146.5	37.26	38.46	2,150	2,100	75	75	25～30	0.7	0.7
15～	168.5	157.6	57.98	51.99	2,700	2,250	85	70	25～30	0.8	0.6
18～	171.3	158.1	62.18	52.52	2,650	2,100	75	65	25～30	0.7	0.6
20～29	171.1	157.7	64.00	51.83	2,250	2,000	70	60	20～25	0.6	0.6
40～49	167.8	154.6	65.10	55.14	2,400	1,950	70	60	20～25	0.6	0.6
60～64	162.1	149.8	59.41	52.49	2,100	1,750	70	60	20～25	0.6	0.6
80～	157.6	142.4	52.38	44.53	1,650	1,400	65	55	20～25	0.6	0.6

(中等度)における栄養所要量

鉄 (mg) 男	鉄 (mg) 女	ビタミンA (IU) 男	ビタミンA (IU) 女	ビタミンB₁(mg) 男	ビタミンB₁(mg) 女	ビタミンB₂(mg) 男	ビタミンB₂(mg) 女	ナイアシン (mg) 男	ナイアシン (mg) 女	ビタミンC (mg)	ビタミンD (IU)
6		1,300		0.2		0.3		4		40	400
6		1,300		0.3		0.4		5		40	400
6		1,000		0.4		0.5		6		40	400
8	8	1,000	1,000	0.6	0.6	0.9	0.8	11	10	40	400
9	9	1,200	1,200	0.7	0.7	1.0	1.0	12	11	40	100
10	10	1,500	1,500	0.9	0.8	1.2	1.2	14	14	40	100
12	12	3.000	1,800	1.1	0.9	1.5	1.2	17	15	50	100
12	12	2,000	1,800	1.1	0.8	1.5	1.2	17	14	50	100
10	12	2,000	1,800	1.0	0.8	1.4	1.1	17	14	50	100
10	12	2,000	1,800	1.0	0.8	1.3	1.1	16	13	50	100
10	10	2,000	1,800	0.8	0.7	1.2	1.0	14	12	50	100
10	10	2,000	1,800	0.8	0.7	1.2	1.0	14	12	50	100

(厚生省・日本人の栄養所要量，1990)

表4-6　20歳代の生活活動強度別，身長当たりの栄養所要量（男子）

	身長(cm)	エネルギー(kcal)	タンパク質(g)	脂肪エネルギー比率(%)	カルシウム(mg)	鉄(mg)	ビタミンA(IU)	ビタミンB₁(mg)	ビタミンB₂(mg)	ビタミンC(mg)
生活強度 I	150	1,850(1,800~1,900)	60(60~65)		500(450~550)			0.8(0.7~0.8)	1.1(1.0~1.1)	
	155	1,950(1,850~2,000)	65(60~70)		500(500~550)			0.8(0.8~0.9)	1.1(1.0~1.1)	
	160	2,050(1,950~2,100)	65(60~70)		550(500~600)			0.9(0.8~0.9)	1.2(1.1~1.2)	
	165	2,150(2,050~2,200)	70(65~75)		600(550~650)			0.9(0.8~0.9)	1.2(1.1~1.2)	
	170	2,250(2,150~2,300)	70(65~80)	20~25	600(550~700)	10	2,000	0.9(0.9~1.0)	1.3(1.2~1.3)	50
	175	2,350(2,250~2,400)	75(70~80)		650(600~700)			1.0(0.9~1.0)	1.3(1.2~1.3)	
	180	2,450(2,350~2,500)	80(75~85)		700(650~750)			1.0(0.9~1.0)	1.4(1.3~1.4)	
	185	2,550(2,450~2,650)	85(80~90)		750(700~800)			1.1(1.0~1.1)	1.4(1.3~1.4)	
生活強度 II	150	2,100(2,000~2,200)	60(60~65)		500(450~550)			0.9(0.8~0.9)	1.2(1.1~1.2)	
	155	2,200(2,100~2,300)	65(60~70)		500(500~550)			0.9(0.9~1.0)	1.3(1.2~1.3)	
	160	2,300(2,200~2,400)	65(60~70)		550(500~600)			1.0(0.9~1.0)	1.3(1.2~1.3)	
	165	2,400(2,300~2,500)	70(65~75)		600(550~650)			1.0(0.9~1.0)	1.4(1.3~1.4)	
	170	2,550(2,450~2,600)	70(65~80)	20~25	600(550~700)	10	2,000	1.1(1.0~1.1)	1.4(1.3~1.4)	50
	175	2,650(2,550~2,750)	75(70~80)		650(600~700)			1.1(1.0~1.1)	1.5(1.4~1.5)	
	180	2,750(2,650~2,850)	80(75~85)		700(650~750)			1.1(1.1~1.2)	1.6(1.5~1.6)	
	185	2,900(2,750~3,000)	85(80~90)		750(700~800)			1.2(1.1~1.2)	1.6(1.5~1.6)	
生活強度 III	150	2,500(2,400~2,600)	70(65~75)		500(450~550)			1.0(1.0~1.1)	1.4(1.3~1.4)	
	155	2,600(2,500~2,700)	75(70~80)		550(500~550)			1.1(1.0~1.1)	1.5(1.4~1.5)	
	160	2,750(2,650~2,850)	80(75~85)		550(500~600)			1.1(1.1~1.2)	1.6(1.5~1.6)	
	165	2,900(2,750~3,000)	85(75~90)		600(550~650)			1.2(1.1~1.2)	1.6(1.5~1.6)	
	170	3,050(2,900~3,150)	85(80~95)	25~30	600(600~700)	10	2,000	1.3(1.2~1.3)	1.7(1.6~1.7)	50
	175	3,150(3,050~3,250)	90(85~95)		650(600~700)			1.3(1.2~1.3)	1.8(1.7~1.8)	
	180	3,250(3,150~3,400)	95(90~100)		700(650~750)			1.3(1.3~1.4)	1.8(1.7~1.9)	
	185	3,400(3,300~3,550)	100(95~105)		750(700~800)			1.4(1.3~1.4)	1.9(1.8~2.0)	
生活強度 IV	150	2,900(2,800~3,000)	85(80~85)		500(450~550)			1.2(1.1~1.2)	1.6(1.5~1.7)	
	155	3,050(2,950~3,150)	90(80~95)		550(500~550)			1.3(1.2~1.3)	1.7(1.6~1.7)	
	160	3,200(3,100~3,300)	95(90~100)		550(500~600)			1.3(1.2~1.3)	1.8(1.7~1.8)	
	165	3,350(3,200~3,450)	100(95~105)		600(550~650)			1.4(1.3~1.4)	1.9(1.8~1.9)	
	170	3,550(3,400~3,650)	100(95~110)	25~30	600(550~700)	10	2,000	1.5(1.4~1.5)	2.0(1.9~2.0)	50
	175	3,650(3,500~3,800)	105(100~110)		650(600~700)			1.5(1.4~1.5)	2.1(1.9~2.1)	
	180	3,800(3,650~3,950)	110(105~120)		700(650~750)			1.6(1.5~1.6)	2.1(2.0~2.2)	
	185	4,000(3,850~4,150)	115(110~125)		750(700~800)			1.6(1.5~1.7)	2.2(2.1~2.3)	

（厚生省・日本人の栄養所要量，1990）（目安）

	身長(cm)	エネルギー(kcal)	タンパク質(g)	脂肪エネルギー比(%)	カルシウム(mg)	鉄(mg)	ビタミンA(IU)	ビタミンB₁(mg)	ビタミンB₂(mg)	ビタミンC(mg)
生活強度 I	140	1,550(1,500~1,600)	55(50~60)		500(450~500)			0.7(0.6~0.7)	0.9(0.8~0.9)	
	145	1,600(1,550~1,700)	55(55~60)		500(450~550)			0.7(0.6~0.7)	0.9(0.8~0.9)	
	150	1,700(1,600~1,750)	60(55~65)		550(500~600)			0.7(0.6~0.7)	1.0(0.9~1.0)	
	155	1,750(1,700~1,850)	60(55~65)		600(550~650)			0.7(0.7~0.8)	1.0(0.9~1.0)	
	160	1,850(1,750~1,900)	60(55~65)	20~25	600(550~650)	12	1,800	0.8(0.7~0.8)	1.1(1.0~1.1)	50
	165	1,900(1,850~2,000)	65(60~70)		600(550~700)			0.8(0.7~0.8)	1.1(1.0~1.1)	
	170	2,000(1,950~2,100)	65(60~75)		650(600~700)			0.8(0.8~0.9)	1.1(1.1~1.2)	
	175	2,100(2,000~2,150)	70(65~80)		650(600~700)			0.9(0.8~0.9)	1.2(1.1~1.2)	
	180	2,150(2,100~2,250)	75(70~80)		700(650~750)			0.9(0.8~0.9)	1.2(1.1~1.2)	
生活強度 II	140	1,750(1,700~1,800)	55(50~60)		500(450~500)			0.7(0.7~0.8)	1.0(0.9~1.0)	
	145	1,850(1,750~1,900)	55(55~60)		500(450~550)			0.8(0.7~0.8)	1.0(1.0~1.1)	
	150	1,900(1,850~2,000)	60(55~65)		550(500~600)			0.8(0.7~0.8)	1.1(1.0~1.1)	
	155	2,000(1,900~2,100)	60(55~65)		600(550~650)			0.8(0.8~0.9)	1.1(1.0~1.1)	
	160	2,100(2,000~2,150)	60(55~65)	20~25	600(550~650)	12	1,800	0.9(0.8~0.9)	1.2(1.1~1.2)	50
	165	2,200(2,100~2,250)	65(60~70)		600(550~700)			0.9(0.8~0.9)	1.2(1.1~1.2)	
	170	2,250(2,200~2,350)	65(60~75)		650(600~700)			1.0(0.9~1.0)	1.3(1.2~1.3)	
	175	2,350(2,250~2,450)	70(65~80)		650(600~700)			1.0(0.9~1.0)	1.3(1.2~1.3)	
	180	2,450(2,350~2,550)	75(70~80)		700(650~750)			1.0(0.9~1.0)	1.4(1.3~1.4)	
生活強度 III	140	2,100(2,000~2,150)	60(55~65)		500(450~500)			0.9(0.8~0.9)	1.2(1.1~1.2)	
	145	2,200(2,100~2,250)	60(60~65)		500(450~550)			0.9(0.8~0.9)	1.2(1.1~1.2)	
	150	2,300(2,200~2,350)	65(60~70)		550(500~600)			0.9(0.9~1.0)	1.3(1.2~1.3)	
	155	2,400(2,300~2,450)	70(65~75)		600(550~650)			1.0(0.9~1.0)	1.3(1.2~1.3)	
	160	2,500(2,400~2,600)	70(65~75)	25~30	600(550~650)	12	1,800	1.0(0.9~1.0)	1.4(1.3~1.4)	50
	165	2,600(2,500~2,700)	75(70~80)		600(550~700)			1.1(1.0~1.1)	1.4(1.4~1.5)	
	170	2,700(2,600~2,800)	80(75~90)		650(600~700)			1.1(1.0~1.1)	1.5(1.4~1.5)	
	175	2,800(2,700~2,900)	85(80~95)		650(600~700)			1.2(1.1~1.2)	1.6(1.5~1.6)	
	180	2,950(2,800~3,050)	90(85~95)		700(650~750)			1.2(1.1~1.2)	1.6(1.5~1.7)	
生活強度 IV	140	2,450(2,350~2,500)	70(65~75)		500(450~500)			1.0(0.9~1.0)	1.4(1.3~1.4)	
	145	2,550(2,450~2,650)	75(70~80)		500(450~550)			1.0(1.0~1.1)	1.4(1.3~1.4)	
	150	2,650(2,550~2,750)	80(75~85)		550(500~600)			1.1(1.0~1.1)	1.5(1.4~1.5)	
	155	2,750(2,650~2,900)	85(80~90)		600(550~650)			1.1(1.1~1.2)	1.6(1.5~1.6)	
	160	2,900(2,800~3,000)	85(80~90)	25~30	600(550~650)	12	1,800	1.2(1.1~1.2)	1.6(1.5~1.6)	50
	165	3,000(2,900~3,150)	90(85~95)		600(550~700)			1.2(1.2~1.3)	1.7(1.6~1.7)	
	170	3,150(3,050~3,250)	90(85~100)		650(600~700)			1.3(1.2~1.3)	1.7(1.7~1.8)	
	175	3,300(3,150~3,400)	95(90~105)		650(600~700)			1.3(1.2~1.3)	1.8(1.7~1.8)	
	180	3,400(3,300~3,550)	100(95~110)		700(650~750)			1.4(1.3~1.4)	1.9(1.8~1.9)	

表 4-7　エネルギー所要量の簡易算出式（20 〜 29 歳 /Kcal）

生 活 活 動 強 度	男　　　　　子	女　　　　　子
I	20.00×身長−1150	15.50×身長−636
II	22.74×身長−1327	17.33×身長−679
III	25.95×身長−1397	20.67×身長−801
IV	30.95×身長−1747	24.33×身長−988

第 3 節　栄養所要量

　わが国民が，十分な身体の発育・成長をとげ，健康の保持・増進に役立ち，より充実した生活行動を営むために必要な栄養素をどれだけ摂取したらよいのかの，その目標を示したのが栄養所要量である．これは食糧事情や生活様式などの生活環境の変化あるいは国民の体位や健康状態にしたがい，また，栄養学に関する学問の進歩とともに改定する必要が生じる．近年では 5 年に 1 度ずつ見直しがされている．特に，1985 年よりは性別，年齢階層別，生活活動強度別さらには妊婦，授乳婦別に 1 日当たりの所要量が示されるようになった．これは，国民の身体活動の低下と栄養素摂取の過剰状態から同年齢でもはっきりと活動強度別に区別する必要が生じたからである．また，1990 年の改訂の特徴は，高齢化社会が進行する中で 60 歳代，70 歳代は 5 歳きざみとし，高齢との関係の深いビタミン E やマグネシウムについての目標摂取量が示されている．

　表 4-4 は，日常生活からみた生活活動強度の区分表であり，表 4-5 は日本人の栄養所要量を年代別に抜粋した表である．表 4-6 は，20 歳代の生活活動強度別，身長別にみた栄養所要量である．また，表 4-7 は，20 歳代におけるエネルギー所要量の簡易算出式の表である．

　成長期および生活活動強度 II（中等度）の生活をしている人の 1 日のエネルギー所要量 A は次のように求められる．

A ＝ B ＋ Bx ＋ 1 ／ 10A
B：基礎代謝量（基礎代謝量は基礎基準値×体重）
X：生活活動指数（1 日の活動代謝量が 1 日の基礎代謝量の何倍に当たるかを示

す指数）

Bx: 1日の生活活動に使われるエネルギー，発育中の Bx 中には体重の増加量に相当するエネルギーも含む．

1／10A：食物摂取によるエネルギー代謝の増加量（特移動的作用，SDA）

第4節　食生活

人間が健康で有意義な生活を送るためには適切な栄養摂取が必要であり，それは，食事という生活習慣の一つによって行われる．

食生活の習慣は，その土地に生産され容易に手に入れることができ，そのうえ好みに関する食品を長年にわたって用いることによってつちかわれたものである．

今日，わが国の生活レベルが向上したことの一つに食生活の改善が考えられる．

これは①主食の米飯中心主義がくずれ，粉製品の食品（パン，麺類など）が増えたこと②わが国の農業生産の技術向上により，季節の野菜が年中摂取できるようになったこと③外国から肉類，野菜類，果物類が豊富に輸入されるようになったこと④肉類加工食品が数多く出回るようになったこと，そして冷蔵庫や冷凍庫の普及もその要因に挙げられる．

これらの食生活の変化（洋風化）や改善と相まって，栄養知識の教育や指導は乳幼児の死亡率を低下させ青少年の体格・体位を向上させ，そして老人の寿命を延長させるといった効果をもたらしている．

ところが，このような食糧，食品を豊かにすることが裏目にでて，今では大食・過食をするもの，あるいは，偏食・拒食をするといったものが増えたり，多忙，複雑化した社会生活の中で，朝食抜き，夜食の過多といった食生活の乱れの現象もみられる．また食品添加物や農薬使用の作物が食品市場に数多く出回り種々の問題も発生している．

食生活は，健康の維持・保持のために重要な指針になる．したがって食品の変化には常に注意を払い，毎日の食事はぜいたくすることなく栄養のバランスがとれた，そして多彩で変化のある料理をできるだけ家族全員で，あるいは仲間とともに談笑しながら楽しく食べるように心がけることも必要である．また，早食いは禁物である．そして，1日3食を定められた時間にしっかり食べ，特に朝食にウエイトを置くことは健康管理上，きわめて重要なことである．さらに，さまざまな疾病予

防のためにも，塩分，糖分そして動物性脂肪の摂り過ぎには十分な注意を払わねばならない．

　これまで厚生省（現厚生労働省）では，健康づくりのための食生活指針を発表してきたが，より具体的な対象，特に性別の食生活指針を発表したので表4-8を参考にされたい．また表4-9〜12も食生活上参考になる表である．

表 4-8　食生活指針

食生活指針	食生活指針の実践
食事を楽しみましょう。	・毎日の食事で、健康寿命をのばしましょう。 ・おいしい食事を、味わいながらゆっくりよく噛んで食べましょう。 ・家族の団らんや人との交流を大切に、また、食事づくりに参加しましょう。
1日の食事のリズムから、健やかな生活リズムを。	・朝食で、いきいきした1日を始めましょう。 ・夜食や間食はとりすぎないようにしましょう。 ・飲酒はほどほどにしましょう。
適度な運動とバランスのよい食事で、適正体重の維持を。	・普段から体重を量り、食事量に気をつけましょう。 ・普段から意識して身体を動かすようにしましょう。 ・無理な減量はやめましょう。 ・特に若年女性のやせ、高齢者の低栄養にも気をつけましょう。
主食、主菜、副菜を基本に、食事のバランスを。	・多様な食品を組み合わせましょう。 ・調理方法が偏らないようにしましょう。 ・手作りと外食や加工食品・調理食品を上手に組み合わせましょう。
ごはんなどの穀類をしっかりと。	・穀類を毎食とって、糖質からのエネルギー摂取を適正に保ちましょう。 ・日本の気候・風土に適している米などの穀類を利用しましょう。
野菜・果物、牛乳・乳製品、豆類、魚なども組み合わせて。	・たっぷり野菜と毎日の果物で、ビタミン、ミネラル、食物繊維をとりましょう。 ・牛乳・乳製品、緑黄色野菜、豆類、小魚などで、カルシウムを十分にとりましょう。

食生活指針	食生活指針の実践
食塩は控えめに、脂肪は質と量を考えて。	・食塩の多い食品や料理を控えめにしましょう。食塩摂取量の目標値は、男性で１日８ｇ未満、女性で７ｇ未満とされています。 ・動物、植物、魚由来の脂肪をバランスよくとりましょう。 ・栄養成分表示を見て、食品や外食を選ぶ習慣を身につけましょう。
日本の食文化や地域の産物を活かし、郷土の味の継承を。	・「和食」をはじめとした日本の食文化を大切にして、日々の食生活に活かしましょう。 ・地域の産物や旬の素材を使うとともに、行事食を取り入れながら、自然の恵みや四季の変化を楽しみましょう。 ・食材に関する知識や調理技術を身につけましょう。 ・地域や家庭で受け継がれてきた料理や作法を伝えていきましょう。
食料資源を大切に、無駄や廃棄の少ない食生活を。	・まだ食べられるのに廃棄されている食品ロスを減らしましょう。 ・調理や保存を上手にして、食べ残しのない適量を心がけましょう。 ・賞味期限や消費期限を考えて利用しましょう。
「食」に関する理解を深め、食生活を見直してみましょう。	・子供のころから、食生活を大切にしましょう。 ・家庭や学校、地域で、食品の安全性を含めた「食」に関する知識や理解を深め、望ましい習慣を身につけましょう。 ・家族や仲間と、食生活を考えたり、話し合ったりしてみましょう。 ・自分たちの健康目標をつくり、よりよい食生活を目指しましょう。

文部省決定、厚生省決定、農林水産省決定
平成 28 年６月一部改正

表4-9　主な食品のおおよその食塩含有量（g）

月見うどん	1杯	5.8
カツどん	1杯	6.9
みそ汁	1杯	1.5
かまぼこ	3切	2.0
塩ざけ	1切	4.0〜5.0
のり佃煮	大さじ1杯	2.5
たくあん	3切	2.0〜3.0
ハ　ム	3切	1.5
梅干し	1ヶ	2.4
しょう油	大さじ1杯	3.2
いくら	35g	3.0〜4.0
たらこ	1腹	3.0〜4.0
ラーメン	1杯	4.0〜5.0

表4-10　食品カロリー計算早見表

食品	重量(g)	目安	kcal	食品	重量(g)	目安	kcal
ご飯	150	茶わん1杯	218	冷やっこ		1丁	180
くだもの	200	りんご1コ	72	いなりずし		3コ	510
ラーメン		1人前	370	さしみ	100		320
五目そば		1人前	570	小あじ		2尾	135
えびフライ		大2尾	230	玉子	100	2コ	156
トンカツ	肉80		590	牛乳		1本	106
ハンバーグ	肉50		320	植物油	40	大さじ3杯	337
ビフテキ	200		560	野菜	300		89
トースト		2枚	310	カステラ	50	1切	160
カレーライス		1人前	670	ドーナツ		1コ	210
スパゲッティ		1人前	690	ジュース	180cc	1本	120
コロッケ		2コ	400	チョコレート		1枚	260
ギョーザ		6コ	400	せんべい	10	1枚	40
鶏の唐あげ		5切	250	砂糖	6	さじ2杯	24
カツ丼		1人前	830	チーズ	25		100
うな丼	うなぎ120		680	マヨネーズ	14	大さじ1杯	91
おにぎり		1コ	200	ソーセージ	100		144
かけうどん		1人前	300	清酒		1合	150
もりそば		1人前	240	ビール		コップ2杯	150
玉子焼		玉子1コ	120	ウイスキー		ダブル1杯	150

表4-11　大学食堂における食品メニューと
そのエネルギー（Kcal）（小島）

焼肉定食	948	天ぷらうどん	531
え び 定 食	1288	カレーうどん	620
チキン・カツ定食	1017	おにぎりセット	530
とんかつ定食	993	きつねうどん	537
からあげ定食	1330	きつねそば	497
オムライス	1362	中 華 そ ば	453
他人どんぶり	1074	みそラーメン	475
カツ・カレー	1065	山菜うどん	396
親子どんぶり	979	素 う ど ん	392
玉子どんぶり	878	野菜サラダ	270
カレーライス	750		

表4-12　六つの基礎食品

	食 品 の 類 別	食 品 の 例 示
1	魚，肉，卵，大豆	魚，貝，いか，たこ，かに，かまぼこ，ちくわなど 牛肉，豚肉，鳥肉，ハム，ソーセージなど 鶏卵，うずら卵など 大豆，とうふ，納豆，生揚げ，がんもどきなど
2	牛乳，乳製品，骨ごと食べられる魚	牛乳，スキムミルク，チーズ，ヨーグルトなど めざし，わかさぎ，しらす干しなど 　注）わかめ，こんぶ，ひじき，のりなど海藻も含む
3	緑黄色野菜	にんじん，ほうれん草，こまつな，かぼちゃなど
4	その他の野菜，果物	だいこん，はくさい，キャベツ，きゅうり，トマトなど みかん，りんご，なし，ぶどう，いちごなど
5	米，パン，めん，いも	飯，パン，うどん，そば，スパゲティなど さつまいも，じゃがいも，さといもなど 　注）砂糖，菓子など糖質含量の多い食品を含む
6	油　　　脂	てんぷら油，サラダ油，ラード，バター，マーガリンなど 　注）マヨネーズ，ドレッシングなど多脂性食品を含む

　同じく厚生省（現厚生労働省）は，栄養の過剰摂取，飽食傾向の食生活に対し，摂取カロリーよりも栄養のバランスを考え，1 日 30 食品を摂取するように指導している．その数え方は，お米のように毎回食卓に出る食品は 1 種類と数え，麦が入ると 2 種類とする．魚は種類が違うと別種とし，砂糖，油，マヨネーズ，ドレッシングなどの調味料も毎回 1 種類と数える．ただし，酢，しょう油，ソース，こしょうなどは 1 種類とは数えない．スナック菓子やインスタントラーメンは少量のネギ，かまぼこが入っていても 1 種類としか数えない．野菜サラダのようにジャガ芋，キュウリ，タマネギ，ニンジン，レタスが混じり，マヨネーズとレモンをつければこれで 7 種類となる．みそ汁は，みそを含めその中に入っている具を数えると 5 種類は超す．かやくご飯も数種類は数えられる．また，栄養教育の一環として厚生省（現厚生労働省）は，毎日の食事に次の 6 つの食品類を必ず組合わせて摂取するように指導している．

　その一例として

　第 1 群：穀類，いも類，砂糖＝炭水化物・ビタミン B1.

　　摂取目安－米，パン，うどんなどより 350g，いも類より 50g.

　第 2 群：油脂＝脂肪

　　摂取目安－バター，マーガリンなど．

　第 3 群：豆：豆製品，魚，肉，卵＝タンパク質，ビタミン B2・D.

　　摂取目安－大豆製品より 80g，魚・肉類より 180g，卵より 50g.

　第 4 群：牛乳，小魚，海藻＝無機質．

　　摂取目安－牛乳・乳製品より 200g，骨ごと食べられる魚 10g，海藻 3 g.

　第 5 群：緑黄色野菜＝ビタミン A.

　　摂取目安－ほうれん草，かぼちゃ，人参，ピーマンなどより 100g.

　第 6 群：その他の野菜，果物＝ビタミン C

　　摂取目安－大根，きゅうり，なす，玉ねぎ，キャベツなどより 200g，リンゴ，
　　　トマトなどより 150g.

第 5 節　エネルギー代謝

　体内に取り入れられた糖質，脂質，タンパク質は，体内で多量のエネルギー（熱量）を発生して，最後には水や二酸化炭素，アンモニアなどの終末物産になって体外に排泄される．このような生体内で高分子物質が分解してエネルギーに変換して

いくことをエネルギー代謝という.

エネルギー代謝は, ①基礎代謝（熱を保ち, 息をするための最低のエネルギー）②睡眠時代謝③安静時代謝④労働代謝に分類される. そのほか, ⑤特異動作用（食事動作・SDA）がある.

エネルギーの単位はC. G. S. 単位系ではergを用いるが, 栄養学的には栄養素の燃焼に必要な熱量をカロリー（cal）で表すことにしている.

1calは1gの水を1℃（14.5 ～ 15.5℃）上昇させるに要する熱量である.

しかし, この単位は小さすぎるため, 1calの1000倍の単位を用いて大カロリー（Cal〔1 Kcal = 1000cal〕として表してきたが, 1982年より国際単位としてキロカロリー（Kcal〔1Kcal = 1000cal〕の単位に改められた. 現在, FAO/WHO合同特別専門委員会では, キロカロリー（Kcalorie）とキロジュール（Kjiule）の両単位を用いている.

1Kcal = 4.184Kj

そこで, 利用されるエネルギー量, つまりエネルギーの消費の状態をみるためにエネルギー代謝率をつかうことがある. 一般に人間がある動作や作業に費やされる消費量は同一人ではほぼ同じであるが, 他の人では同じ作業をしても消費量は異なる. それは, 身体の大小, 年齢の差, 男女別などが個々に異なるからである. そこで, 古沢はこれらの個人差をなくし基準化したものをエネルギー代謝率とし, これをRMA（Relative Metabolic Rate）と呼び, 次の公式で求められている.

RMA（エネルギー代謝率）

$$= \frac{活動時の消費エネルギー量（W） ― 安静時の消費エネルギー量（R）}{基礎代謝量（B）}$$

$$= \frac{労働代謝}{基礎代謝}$$

つまり, エネルギー代謝率は活動代謝量が基礎代謝の何倍に当たるかを示す指標である.

この式によって, 一つの運動や活動の活動強度を個人差を除いて表すことができる.

表 4-13　日常生活のエネルギー代謝率(Relative Metabolic Rate, R. M. R.)

(男子20～29歳)

R.M.R.	Ea	各 種 動 作 の 平 均 的 な 動 き
0.0	0.0198	休憩
0.1	0.0216	点呼，ふく位雑談
0.2	0.0233	講義，ＴＶ，手紙を書く，アンケートを書く，座位休憩
0.3	0.0251	座位雑談，立体休息，写真を撮る，学習
0.4	0.0269	食事，編み物
0.5	0.0287	トイレ，着替え(身仕度)，立体雑談，座位乗車，生花，マージャン
0.7	0.0340	室内娯楽，和裁
1.0	0.0375	入浴，食事仕度，ミシン，アイロンかけ，靴みがき
1.2	0.0410	洗濯（電気）
1.5	0.0462	立体乗車，ゆっくり散歩
1.6	0.0481	育児
1.7	0.0499	掃除（電気），食事後かたづけ，乗馬（並足）
2.0	0.0522	散歩，買物，掃除（はく），ソフトボール（野手），ゲートボール
2.2	0.0587	洗濯（干す，手洗い）
2.3	0.0605	入浴（身体を洗う），戸締り
2.5	0.0641	散歩(40～60m/分)，ソフトボール(平均)，野球(野手)，炊事片づけ
2.6	0.0658	階段おりる，かかとあげ（30回）
3.0	0.0729	布団あげ，階段降り，自転車（平地），園芸，ゴルフ，ダンス
3.3	0.0782	正常歩（70～80m/分）
3.5	0.0818	急ぎ足歩行（70～80m），ラジオ体操，サイクリング（10km/時）
3.8	0.0871	ソフトボール（投手），除草，足ぶみ（低位80回）
4.0	0.0906	自転車乗り，柔軟体操，野球（投手），エアロビックダンス
4.3	0.0959	野球（投手），稲刈り，足ぶみ（中位80回）
4.5	0.0995	急歩（90～100m/分），ハイキング（山地）
5.0	0.1083	捕手，卓球，バドミントン，ゴルフ（丘陵），ダンス（活発）
5.5	0.1172	階段昇降
6.0	0.1260	テニス，バレーボール，ジョギング（120/分）
7.0	0.1437	サッカー，ジョギング（140m/分），階段（昇り90段/分）
7.7	0.1561	テニス（ダブルス），ジョギング（150m/分）
8.0	0.1614	縄とび（60～70回/分），水泳（遠泳），山登り
8.5	0.1703	ジョギング（160m/分）
10.0	0.1968	ジョギング（180m/分），ラグビー（バックス）
10.9	0.2127	バスケット，テニス（シングルス）
11.0	0.2145	縄とび（80～90回/分）
13.0	0.2499	柔道
14.0	0.2676	ランニング（220m/分），かけ足足ぶみ（130回）
16.0	0.3030	ランニング（240m/分）
17.0	0.3207	1 万m走
20.0	0.3738	縄とび（100～120回/分）
30.0	0.5508	1500m走
95.0	1.7013	400m走
205.0	3.6483	100m走

男子……$Y = 0.0198 + 0.0177X$　　　　X……R.M.R.

女子……$Y = 0.0187 + 0.0163X$　　　　Y……kcal/体重/分

第6節　1日のエネルギー消費量の求め方

1日のエネルギー消費量の算出法は，次の式によって求められる.

A（1日のエネルギー消費量）= Bm・Tb・W + Σ Ea・Tw・W

Ea：1分間の各種活動のエネルギー消費量（体重 /Kcal）

Bm：1分間の基礎代謝基準値（kcal/kg）　**Tb**：1日の睡眠時間（分）

Tw：各種活動時間（分）　**W**：体重（kg）

表4-14　1日の生活時間調査表（TIME STUDY）

年　月　日，氏名　京都太郎，年齢20歳，性別　男，

身長170.3cm，体重58.0kg

時間帯	生　活　項　目	分	R.M.R.	Ea（男）	Ea×分(Tw)
0 : 00 〜 6 : 17	睡　　眠	377			
: 22	起床・洗顔	5	0.5	0.0287	0.1435
: 30	食　　事	8	0.4	0.0269	0.2152
: 35	新聞読む	5	0.3	0.0251	0.1255
: 38	ト イ レ	3	0.5	0.0287	0.0861
: 45	ふとんあげ 部屋掃除	7	3.0	0.0729	0.5103
: 50	着替え（身仕度）	5	0.5	0.0287	0.1435
7 : 7	家出発　歩く	17	3.3	0.0782	1.3294
: 10	電車待ち（立座）	3	0.3	0.0251	0.0753
: 39	乗車（座る）	29	0.5	0.0287	0.8323
: 43	歩く（階段）	< 2 2	7.0 3.0	0.1437 0.0729	0.2874 0.1458
: 45	バス待ち（立座）	2	0.5	0.0287	0.0574
8 : 15	乗車（立座）	30	1.5	0.0462	1.3986
〜 13 : 10		(295)			
14 : 40	講　　義	90	0.2	0.0233	2.097
: 45	歩く	5	3.0	0.0729	0.3645
: 50	バス乗車	5	2.0	0.0522	0.261
: 55	着　替　え	5	0.5	0.0287	0.1435
16 : 20	体育授業	85	2.5	0.0641	5.4485
〜		(73)			

（続く）

時間帯	生　活　項　目	分	R.M.R.	Ea（男）	Ea×分（Tw）
17：33					
:40	友人と立話し	7	0.5	0.0287	0.2009
:55	歩　く	15	3.3	0.0782	1.173
18：00	帰宅着替え	5	0.5	0.0287	0.1435
:15	家事手伝	15	1.0	0.0375	0.5625
:40	食　事	25	0.4	0.0269	0.6725
:50	後仕末	10	1.7	0.0499	0.499
19：15	テ レ ビ	25	0.2	0.0233	0.5825
:30	夕　食	15	0.4	0.0269	0.04035
20：00	雑仕事	30	1.0	0.0375	1.125
:05	身支度	5	0.5	0.0287	0.1435
:15	家出発	10	1.0	0.0375	0.375
:20	雑　談	5	0.5	0.0287	0.1435
22：20	バ イ ト	120	2.5	0.0641	7.692
:30	バイト先出発	10	1.0	0.0375	0.375
:50	帰宅―入浴	20	1.0	0.0375	0.75
:55	身支度	5	0.5	0.0287	0.1435
23：33	勉　強	38	0.3	0.0251	0.9538
:35	ふとん敷き	2	3.0	0.0729	0.1458
24：00	寝床・睡眠	25			
1　日　合　計		1440			37.654

　　これまではRMRを用いてきたが，基礎代謝量や安静時代謝量を実測して推算によって求めなければならない複雑さがあった．そこで，1975年よりEa（活動代謝）を採用して消費量を求めるようになった．Eaもその値を実測するのが原則であるが，RMRがわかればそれを換算することによって計算できる．また，Eaは，性差や年齢により異なり，計算が煩雑となるので，実用上便宜のため男子（20歳～29歳）の場合は，回帰式　Y = 0.0177 ×（RMR値）+ 0.0198によりEaを求め，女子（20歳～29歳）の場合は，Y = 0.0163 ×（RMR値）+ 0.0187を求め，その値に性別，年齢別の係数を乗ずれば算出できるので，これが利用されるようになった．

表 4-15　日本人(生活活動中等度)の年齢別・性別の基礎代謝基準値, 基礎代謝量
ならびにエネルギー所要量

年　　　齢 (歳)	男					女				
	基礎代謝基準値(kcal/kg/日)	体重推計基準値(kg)	基礎代謝量(kcal/日)	エネルギー所要量(kcal/日)	体重当たりエネルギー所要量(kcal/kg/日)	基礎代謝基準値(kcal/kg/日)	体重推計基準値(kg)	基礎代謝量(kcal/日)	エネルギー所要量(kcal/日)	体重当たりエネルギー所要量(kcal/kg/日)
0 ⎰ 0～(月)				120						120
⎨ 2～(月)				110						110
⎱ 6～(月)				100						100
1～	60.2	11.17	672	970	87	60.3	10.61	640	920	87
2～	59.5	13.07	778	1,200	92	59.5	12.53	746	1,150	92
3～	57.7	15.00	865	1,400	93	57.0	14.45	823	1,350	93
4～	54.4	16.94	922	1,550	91	52.8	16.37	864	1,450	89
5～	50.8	18.94	963	1,600	84	48.4	18.34	887	1,500	82
6～	48.5	21.11	1,023	1,700	81	45.9	20.44	939	1,550	76
7～	45.5	23.55	1,071	1,800	76	42.9	22.83	979	1,650	72
8～	42.5	26.27	1,116	1,850	70	40.1	25.67	1,032	1,700	66
9～	39.6	29.25	1,158	1,950	67	37.5	29.12	1,092	1,800	62
10～	37.2	32.64	1,215	2,000	61	35.4	33.22	1,177	1,950	59
11～	35.2	36.75	1,293	2,150	59	33.2	37.73	1,253	2,100	56
12～	33.2	41.74	1,386	2,300	55	31.3	42.14	1,318	2,200	52
13～	31.2	47.30	1,474	2,450	52	29.6	45.85	1,357	2,250	49
14～	29.5	52.59	1,549	2,600	49	27.9	48.66	1,356	2,250	46
15～	28.0	56.79	1,592	2,650	47	26.2	50.55	1,325	2,200	44
16～	27.1	59.41	1,611	2,700	45	25.1	51.64	1,297	2,150	42
17～	26.4	60.97	1,608	2,700	44	24.4	52.11	1,271	2,100	40
19～	25.1	62.52	1,567	2,600	42	23.8	51.83	1,236	2,050	40
20～	24.2	62.63	1,513	2,500	40	23.2	52.14	1,210	2,000	38
30～	23.1	63.46	1,469	2,450	39	22.0	52.93	1,167	1,950	37
40～	22.5	62.96	1,416	2,350	37	21.1	54.44	1,150	1,900	35
50～	22.4	59.66	1,334	2,200	37	20.9	52.92	1,105	1,850	35
60～	22.0	56.81	1,251	2,000	35	20.9	50.43	1,052	1,700	34
70～	21.6	53.53	1,156	1,800	34	20.8	47.99	998	1,550	32
80～	20.9	50.94	1,065	1,600	31	20.8	44.06	916	1,350	31

(厚生省・日本人の栄養所要量, 1985)

　エネルギー消費量の実際の測定は, 1日1440分の生活活動時間調査表(タイム
スデー)により刻々その活動(作業, スポーツ等々)の内容が記録され, 先の計算

式によって算出される．この生活調査時間調査表は，いくつか考察されているが，ここでは表 4-14，表 4-15 によってその 1 例を紹介する．

この表により，エネルギー消費量を求めるならば以下のようになる．

Σ EaTwW

= Σ Ea 分×体重（kg）= 37.654 × 58

= 2183.932　・・・・・・・　※ 1

睡眠 22.4/1440 × 437 × 58 = 394.27　・・・・・　※ 2

睡眠 = BmTbW

= 基礎代謝基準値（表 4-15 参照）：20 歳男子 24.2（kcal/kg / 日）

24.2 は体重 62.63kg のとき，したがって体重 58kg であるから

24.2 × 58.0/62.63 = 22.4

1 日の消費エネルギー A = BmTbW + Σ EaTwW の公式にしたがい，

A = ※ 2 + ※ 1

= 394.27 + 2183.932

= 2546.62　・・・・・・　※ 3

ただし Ea は，性別，年齢別に※ 3 に年齢係数を乗じなければならない．

20 歳代男子は 1.00，同代女子は 1.00，16 歳男子は 1.12，女子では 1.06，17 歳男子 1.09，女子 1.03，40 歳代男子 0.93，女子 0.91，60 歳代男子 0.91 女子 0.90 とあり本例 20 歳代男子は 1.00 を乗ずればよい．

A = ※ 3 × 1.00

= 2546.62 × 1.00

= 2546.62

したがって，京都太郎君（20 歳）の 1 日のエネルギー消費量は，2547kcal になる．

1990 年の第 4 次改正で，代謝基準値は，男子 18 歳では 25.2kcal/kg / 分，20 歳

代では，24.0kcal/kg／分，そして女子18歳では，24.1kcal/kg／分，20歳代では，23.3kcal/kg／分に改定された．

第7節　付加運動によるエネルギー消費量の算定

これは，総エネルギー消費量から安静時代謝によるエネルギー消費量を差し引いたもので運動所要量ともいえる．その付加運動量（kcal）は　L =（Σ RTw）WBm の式で求められる．

R：実施した各種運動のRMR値

W：体重

Bm：性別，年齢別代謝基準値（kcal/kg／分）

Bm，すなわち基礎代謝基準値は，性別，年齢別生活活動強度によって異なる．生活活動強度Ⅱで男子18歳では0.0179，20歳では0.0168，30歳では0.0161，50歳では0.0155，女子の18歳では0.0167，20歳では0.0161，30歳では0.0153，50歳では0.0145である．例えば，20歳の女子で体重が53kgとすると

　　ジョギング（140 m／分）　　　30分（RMR7.0）

　　エアロビクス・ダンス　　　　20分（RMR4.0）

　　L =（7.0 × 30分＋4.0 × 20分）× 53kg/0.0161kcal/kg／分

　　　= 333Kcal となる．

注1　栄養素：食品あるいは食物に含まれ，体内に吸収された後に何らかの形で，栄養と
　　　関与する化合物

注2　食品：一種以上の栄養素を含み，有毒物質を含まず，嫌うことなく摂取できる天然物，
　　　または加工品である．
　　　なお，食品には，茶，コーヒー，アルコール飲料，香辛料など，さほど栄養素は含
　　まれないが，それを摂取すると気分がよくなり，神経が刺激されて，食欲や消化吸収
　　のよくなる嗜好品を好む．

注3　食物：食品や嗜好品を適当に配合して摂取するに適するように料理されたもの．

注4　生活活動指数：日常生活，すなわち，特殊な労働をしないで，普通の生活活動を行

う場合に要するエネルギーを，その人の基礎代謝量に対する比率で表わしたもので，実測値に基づいて年齢別に定められている．

20 歳～ 59 歳までの成人では，男女とも 0.50 である．

■参考文献

1）有本邦太郎：栄養科学，光生館，1965
2）清水快：栄養生理概論，光生館，1977
3）山岡誠一他：スポーツ・労働栄養学，医歯薬出版，1978
4）田中正四他：食品の栄養と衛生，南山堂，1978
5）宮島俊名：栄養学，清和書院，1985
6）山岡誠一他：運動と栄養，杏林書院，1986
7）厚生省健康増進栄養課：第三次改定，日本人の栄養所要量，第一出版，1990
8）厚生労働省：日本人の食事摂取基準（2020 年版）

第5章　運動やスポーツに伴う身体の変化

　運動やスポーツは心身の健康の保持・増進に役立つことが知られているが，運動やスポーツによって身体がどのような影響を受け，どのように変化するかといった観点から考えると，①運動やスポーツにより体力が増強され健康の保持・増進に効果を発揮する側面と，②逆に運動やスポーツにより健康を阻害する側面とがある．前者は運動やスポーツのプラス効果，後者はマイナス効果ともいわれているが，このように運動やスポーツによる身体の変化には2面性があることに注意しておかねばならない．以下，この章では，主として運動やスポーツによって生ずる身体の変化をプラス効果の面より述べることにする．

　さて，一般に運動やスポーツの身体への影響を考える場合，運動量（運動強度ともいう）とその継続時間とのさまざまな組み合わせにより身体の変化は種々異なる．猪飼らは環境変化に対する人体の適応性の観点から，運動量が比較的少なくて，その継続時間の短い運動やスポーツは身体が"一時的適応状態"になり，この状態は防衛体力の向上に役立つものである．一方，運動量が多く，その継続時間が長いときには身体は"永続的適応状態"になり行動体力の向上がみられると述べている（図5-1）．そして，前者は主として身体の機能面の変化が中心となるが，後者は機能面のみならず，形態面の変化も伴うとしている．これらのことから明らかなように，運動やスポーツによる身体変化は，運動量やその継続時間との種々の組合せにより，身体の機能や形態が，その運動に対して"適応する"状態になるのである．

　　註：体力→Physical Fitness

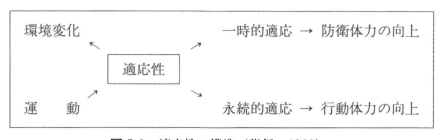

図 5-1　適応性の構造（猪飼，1968）

第1節　ウォーミング・アップ（Warming up）と　　　　　　クーリング・ダウン（Cooling down）

　ウォーミング・アップ（以下 W-up と略す）とは，言葉通り "あたためあげる" ということで，本格的な運動に入る前に行う軽い運動やマッサージのことをいう．本格的な運動に入る前に，W-up として軽い運動などを行うことにより，骨格筋の筋温や体温が高められ，関節の可動性がよくなり，ともに，本格的な運動時の骨格筋収縮速度を良好にし，骨格筋の化学的代謝のみならず，運動に必要な神経反射機能の活性化をはかることができる．さらに，関節の可動性をよくすることで，ねんざ，脱臼，肉ばなれなど運動中の外傷を防止することにも役立つ．また，W-up は，血管が拡げられ酸素摂取の能率も高まり，酸素の需要量が大きくなるので，有酸素的（非乳酸性）反応による運動がスムーズに行えるようになる．
　一方，クーリング・ダウンは本格的な運動やスポーツの終了後に行う軽運動のことで，この軽運動は本格的な運動強度の20％程度の強度で行うと，骨格筋に蓄積された乳酸を速やかに除去して骨格筋の疲労の回復に効果があるとされている．また，この軽運動により運動に使用した骨格筋や関節部をリラックスさせる効果もある．そして深呼吸も運動後の整備運動として大切である．

第2節　骨格筋の変化

　人体には206個の骨があり，これらの骨は関節や縫合により連結されて，骨格を構成している（図5-2）．骨格筋は多くの場合，関節をまたいでその両側の骨に腱を介して付着し，骨格筋の収縮により関節を屈伸したり回転させて種々の身体運動を行うことができる．全身の骨格筋は，表層部と深層部との二重になって分布し，それぞれの骨格筋には三角筋（肩の筋肉），上腕三頭筋（上腕の筋肉），大胸筋（胸の筋肉）などと名前がつけられているが，我々が運動やスポーツ活動を行うときには，いくつかの骨格筋が互いに協同して収縮と伸展を繰返して活動し，複雑な動作を行うことができるのである（図5-4, 5）．また図5-3のように，骨格筋は多数の筋線維（筋細胞）より構成され，さらに筋線維は細い筋原線維より成り立ち，この内に含まれている細いフィラメント（ミオシン）と太いフィラメント（アクチン）とが大脳の運動領域より運動神経を介して指令を受け，互いに滑走して筋収縮をし

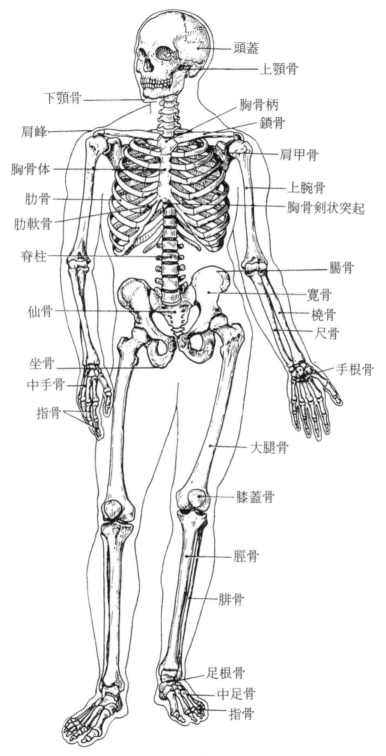

頭蓋
上顎骨
下顎骨
胸骨柄
鎖骨
肩峰
肩甲骨
胸骨体
肋骨
肋軟骨
上腕骨
胸骨剣状突起
脊柱
腸骨
寛骨
橈骨
尺骨
仙骨
坐骨
中手骨
指骨
手根骨
大腿骨
膝蓋骨
脛骨
腓骨
足根骨
中足骨
指骨

図5-2　全身の骨格

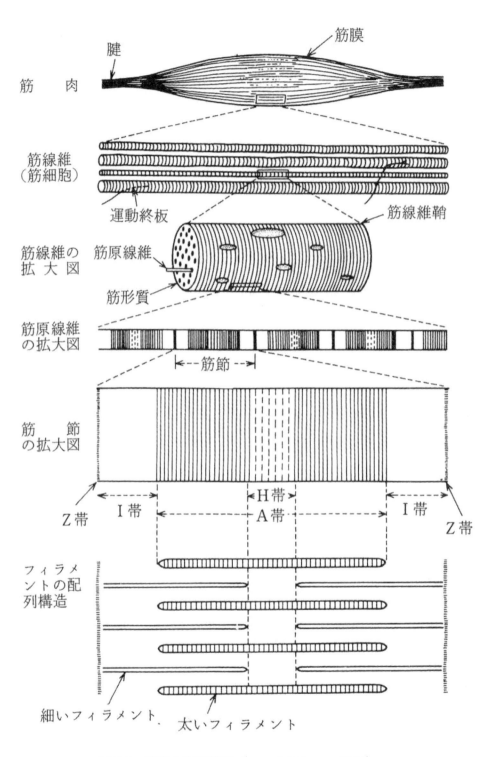

図5-3　筋肉の微細構造（ハックスレー，1958）

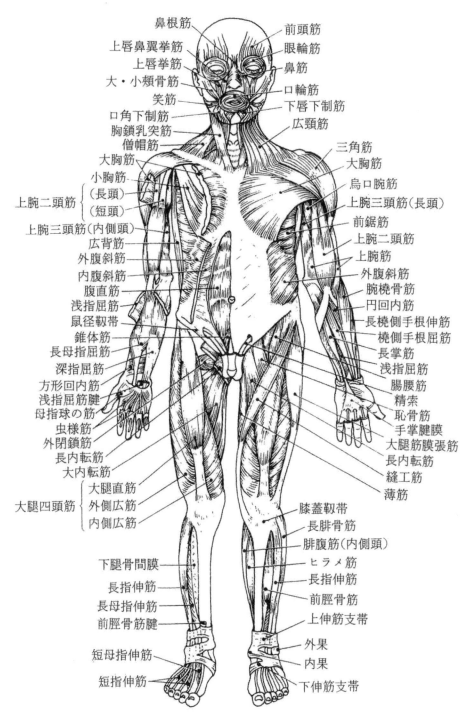

図5-4　全身の骨格筋（前面）

右半身では表層の筋を剥離して深層の筋を表してある.

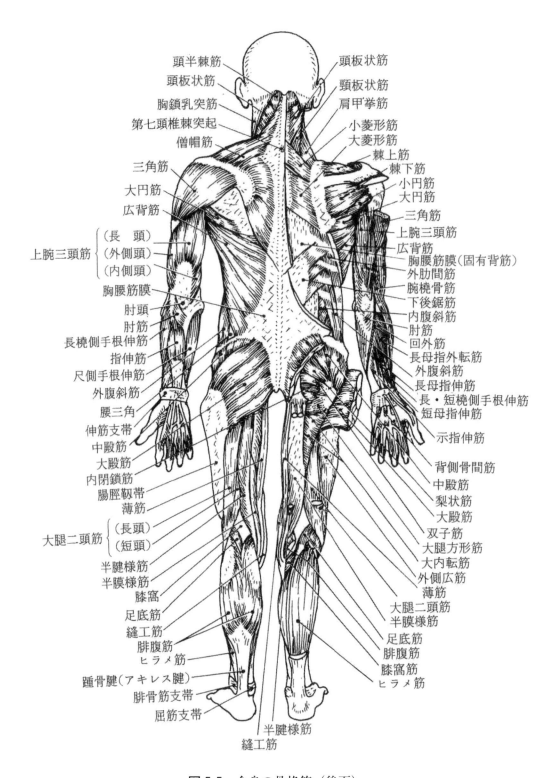

図 5-5　全身の骨格筋（後面）

ている．我々の運動やスポーツはまず骨格筋の生理的収縮で行われているが，特に
長期間，骨格筋の収縮・伸展を繰返すような運動（例えば，筋力トレーニング）を
行ったときは骨格筋に次のような形態的機能的変化が生じる．

1　筋　肥　大

　筋肥大とは，筋肉（ここでは骨格筋）の容積が大きくなり，併せて筋力が増強
されるような状態をいう．長期にわたる運動量の大きい筋力トレーニングを行えば
使用した筋に発達がみられ，反対に使わない筋線維には萎縮が起こる．この筋肥大
は骨格筋を構成している1個1個の筋線維の肥大により，筋全体の容積が増加し，
併せて筋力が増強するもので，速筋線維が発達し，平均的にパワーが増大する．

2　骨格筋を構成する筋線維の種類別の変化

　1962年，バーグストローム（Bergstrom）は筋バイオプシー（Muscle Biopsy）
の研究により，人間の骨格筋線維は機能面から，遅筋線維（Slow Twitch Fiber,
ST線維）と速筋線維（Fast Twitch Fiber，FT線維）の2種類に大別できるこ
とを報告している．この両者の間には表5-1のような相違点がみられる．
　しかし，ヒトの筋線維組成そのものは遺伝的に決まっており，生後の環境やト

表5-1　遅筋（ST）線維と速筋（FT）線維の相違点
（バーグストローム，1962）

特徴＼分類	ST　線　維	FT　線　維
肉眼的色調	赤　　色	白　　色
毛細血管の発達	密	粗
筋線維の太さ	細　い	太　い
収縮速度	遅　い	速　い
酸化酵素）活 解糖酵素）性	高　い	低　い
グリコーゲン量	多　い	少ない
エネルギー発現	有気的エネルギー の利用に有利	無気的エネルギー の利用に有利
筋　　力	筋持久力	筋瞬発力

レーニングによって遅筋線維が速筋線維になったり，またその逆の変化もない．遅筋線維の割合が多い者では有酸素的な運動が，速筋線維の割合が多い者では無酸素的な運動がそれぞれ優位である．ただ長時間にわたって瞬発的な筋力トレーニングを行えば速筋線維が，また，持久的な筋力トレーニングを行えば遅筋線維がそれぞれ肥大することは明らかである．

3　骨格筋内の毛細血管系の増加

よくトレーニングされた骨格筋は，その収縮に必要な諸物質の運搬に重要な役割を果たす毛細血管系の新生や開通がみられ，特にST線維の豊富な線維部分において，それらが著明にみられる．

4　骨格筋内の諸物質の増量

運動をすることによって骨格筋内に存在するグリコーゲン，中性脂肪，ATP，CaおよびMgなど一般的に筋収縮に必要な物質が増加するが，ほかにも，骨格筋内で酸素を結合して運搬するミオグロビン（筋肉色素・色素タンパク）の増量もみられる．これは筋細胞に酸素の分散や拡散を活発にしていることを意味している。

第3節　呼吸器系の変化

持久力の必要な運動やスポーツを行うと，胸郭が発達し肺胞の表面積も拡大する．そして肺胞とそれをとりまく毛細血管との間でのガス交換率も高まり酸素の摂取量も増加する．また，肺活量や肺換気量の増加も著しくなる．特に，若いときから持久性トレーニングを開始すると胸郭がより大きく発達し，肺活量の増量した肺機能になる．これをスポーツ肺（Sportsman lung）と呼ぶこともある．肺の構造については図5-6，7にて示す．

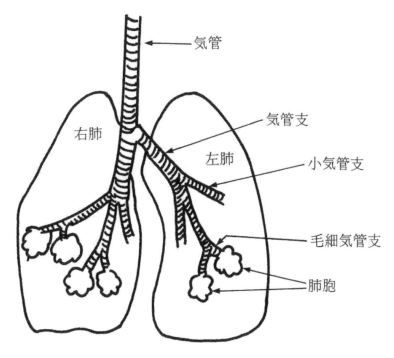

図 5-6　肺の構造（1）

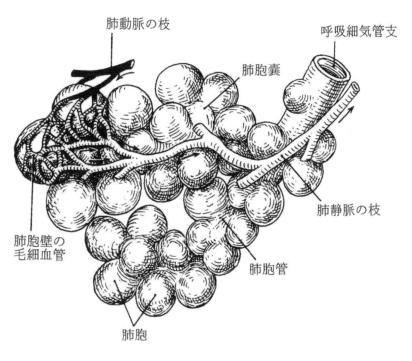

図 5-7　肺の構造（2）

第4節　循環器系の変化

　一般に心臓および心臓に出入りする血管系（動脈および静脈系），リンパ管系を総称して循環系という．運動やスポーツを常に行っていると循環系が変化してくる．この変化，つまり肥大した心臓をスポーツ心臓または大きなスポーツ心臓という．

　心臓は胸腔の中にあり，左右の肺にはさまれ，約2/3は中心線より左側によっている．重さは約300gの円錐形の臓器である．心臓の中は腔になっており，中隔という筋組織で左右に分けられ，さらに，血液の逆流を防止する弁膜によって心房と心室に区別されている．心臓は骨格筋と同じような横紋模様を持つ心筋（形態上，骨格筋と心筋とを横紋筋という）で構成されており，心筋の収縮によって心臓への静脈血の流入（①大静脈→右心房），肺への静脈血の流入（②右心室→肺動脈→肺），肺よりの動脈血の流入（③肺→肺動脈→左心房），そして，④左心室より大動脈系への動脈血の流出（これを心臓よりの血液の拍出といい，1回の収縮で拍出される血液量を1回拍出量という）をリズミカルに行っている．心臓の1分間当たりの収縮数を心拍数というが，この拍動が末端の動脈（頚動脈，橈動脈—手くびの動脈）へはほとんど同時に伝えられ，それが拍動数，すなわち脈拍数として触れることができる．なお，心臓の外側には冠状動脈が分布しているが，この動脈によって，心筋の収縮エネルギー源である栄養素や，エネルギー発現に必要な酸素が心筋に送られるので，冠状動脈は心筋の作用に重要な役割を果たすことになる（図5-8，9）．

　さて，前述したようによくトレーニングされた人の心臓を「大きなスポーツ心臓」，あまりトレーニングされていない人の心臓を「小さな文明心臓」というが，ドイツのメローウィズ（Mellerowicz）らは表5-2のように両者を比較している．

　この表で明らかなように，形態面では心臓の重量，容積ともによくトレーニングされた人が大きく，機能面でも血液の分時拍出量（1分間の拍出量）が多くなっている．このことは，トレーニングに伴う心臓への負荷が心筋の肥大，ことに左心室の心筋の肥大を引き起こし，肥大に伴う心筋の収縮力の増加が分時拍出量を増加させていることを意味している．このトレーニングされた人の心臓より拍出される血液の分時拍出量の増加は，収縮期の血圧を低下させるとともに，心臓の1分間当たりの少ない収縮回数（心拍数）で十分な血液を全身に送ることを可能としている．したがって1分間当たりの脈拍数の減少（これを徐脈という）がトレーニングされた人に認められる．このように，心臓容積が大きい状態になっているとき（心

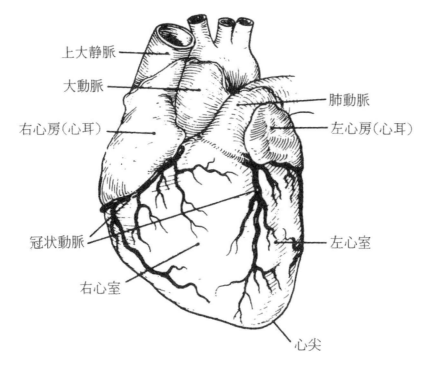

図 5-8　心臓の外形

上大静脈
大動脈
右心房（心耳）
冠状動脈
右心室
肺動脈
左心房（心耳）
左心室
心尖

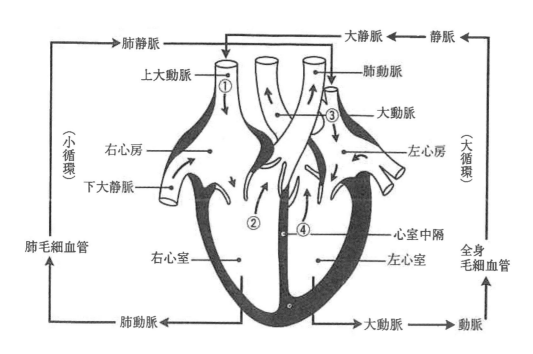

図 5-9　心臓と大血管

肺静脈
大静脈
静脈
上大動脈
①
肺動脈
大動脈
③
右心房
左心房
下大静脈
②
④
心室中隔
右心室
左心室
（小循環）
（大循環）
肺毛細血管
全身毛細血管
肺動脈
大動脈
動脈

臓肥大）あるいは脈拍数の減少が著明にみられるときなどの心臓をスポーツ心臓
（Sportsman Heart）と呼ぶこともある．特に長期間持久性トレーニングを行った
運動選手などにはこのような状態が顕著にみられる．

表5-2　トレーニングされた人の心臓（大きなスポーツ心臓）とトレーニング
　　　　されていない人の心臓（小さな文明心臓）の比較（メロービッツ，1977）

トレーニングされた人 （スポーツマン，重労働者） 大きなスポーツ心臓			トレーニングされていない人 （事務職員） 小さな文明心臓
約350〜500 g	心臓重量		約250〜300 g
約900〜1400 ml	心臓容積		約600〜800 ml
増加	毛細血管新生と副血 行路新生		減少
約300cc	容積予備		約200cc
30〜60／分	心拍数	安静時	70〜80／分
約3〜5 l／分	毎分拍出量		約5 l／分
約30〜35 l／分	最大毎分心拍出量		約20〜25 l／分
より小さい	収縮期血圧		より大きい
より小さい	小動脈の圧差		より大きい
約5,000〜1,000mkp	1日当たり心作業量 （安静時）		10,000〜15,000mkp
250ml／分以下	冠動脈分時量 （安静時）		250ml／分以上
30ml／分以下	心臓酸素消費量 （安静時）		30ml／分以上
大きい	冠動脈酸素予備		小さい
小さい	血流速度		大きい
より小さい	脈波速度		より大きい
より大きい	脈管弾力性(高年者)		より小さい
大きい	末梢の毛細血管新生		小さい
稀である	アテローム性硬化症		頻繁である
稀である	冠不全		頻繁である
稀である	高血圧および他の調節障害		頻繁である

第5節　血液の変化

持久性のトレーニングは赤血球総数，ヘモグロビン量および血液容量の増加が認められ，その血液容量の増加は非トレーニング者の約1.5倍になる．それに伴って赤血球総数も450万〜500万／㎣から最大800万／㎣，そしてヘモグロビンの量も増加し，血液の酸素運搬能力が著しく高くなってくる．特に，高地（海抜3000m以上）での持久性トレーニングでは，これらの赤血球およびヘモグロビンの増加は著明に出現することが知られている．

また，長期間のトレーニングに伴って血液の緩衝能力も増大し，その結果，激運動やスポーツ活動により血中に増量される乳酸やそのほかの酸性代謝産物の大部分が中和され，血液のpHの恒常性をも維持することができる．

肥満者に潜在する血液中の高濃度なトリグリセライド（中性脂肪）も長期間の運動やスポーツ活動で減少することが報告されており，このことは，運動やスポーツは動脈硬化の予防にも有効であることを物語っている（図5-10，表5-3）．

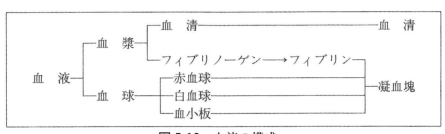

図 5-10　血液の構成

表 5-3　血液についての正常値（成人）

項　　目	正　常　値
赤血球数　{ 男	約500万（血液1mm³ 中）
{ 女	約450万（　　〃　　　）
白血球数	7,000（　　〃　　　）
血小板数	20〜40万（　　〃　　　）
ヘモグロビン量　{ 男	約16g（血液100ml 中）
{ 女	約14g（　　〃　　　）
ヘマトクリット値	45%
血漿たんぱく量	7g（血漿100ml 中）
血糖量	80〜100mg（血液100ml 中）
血漿のpH	7.40
赤血球の寿命	約120日

　以上，運動やスポーツ活動による身体の形態や各機能の変化は，運動持続時間や継続時間の長いほど著明に出現し，しかもそれらの変化はあらゆる運動やスポーツに身体が十分に適応して行うことができるようになるのである．特に長期間の持久性トレーニングは，呼吸系や循環系，さらには血液において筋肉の持久力発揮に必要な酸素の摂取とその運搬能力を著しく高めているのである．

第 6 節　運動のエネルギー

　運動やスポーツは，骨格筋の収縮が基本であるが，この筋収縮のためには当然エネルギーが必要となる．それには体内に取り込まれた栄養素が肺から摂取した酸素を利用して酸化分解される．そこで生成されたエネルギーのうち，半分は熱エネルギーとして体温保持などに利用され，残りは化学エネルギーとしてアデノシン三燐酸（Adenosin Tri-Phosphate，ATP）が存在する．これは垂直跳びや100m 走のように短時間で終えるような種目では筋肉中に貯えられている ATP のみで必要なエネルギー供給ができるが，ある一定以上の運動を続ける場合には，貯蔵されている ATP だけでは運動を継続するための筋収縮エネルギーは不足する．そこで ATP は必要に応じてアデノシン二燐酸（Adenosin Di-Phosphate，ADP）と燐酸（Phosphate，P）とに分解され，そのときに放出されるエネルギーが継続の筋肉収縮活動に使用される．使用された ATP は，ADP と P に酸素が加わり再びもとの ATP に戻される．
　つまり，エネルギーの発生は次のような図式になる．

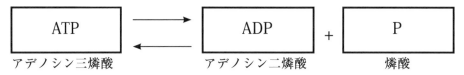

　これを ATP の再合成という．このとき，再合成のエネルギーが必要であるが，このエネルギーはクレアチン燐酸（Creatin Phosphate，CP）の分解より得られ，さらに，この CP がクレアチンと燐酸により再合成され糖質（グリコーゲン）の解糖（無酸素的糖分解）によるエネルギーが使用され，さらにグリコーゲンの解糖により生じたピルビン酸や乳酸は脂質の分解したアセチル CoA の酸化（有酸素的分解）による T.C.A サイクル系の働きで，多量のエネルギーが産生される．これが ADP + P → ATP，すなわち ATP の再合成である．

表 5-4　筋収縮におけるエネルギー産生上体
（マーガリア，1968）

エネルギー発生過程	パワー (cal/kg・秒)	容量 (cal/kg)	許容時間 (秒)
ATP〜CP 系	13	100	8
乳 酸 系	7	230	33
有酸素系	3.6	∞	—

以上の点をまとめてみると

① CP の分解　—　ATP 〜 CP 系

② グリコーゲンの解糖　—　乳酸系

③ TCA サイクルによる酸化　—　有酸素系

の 3 つの系から産生されるエネルギーにより ATP の補給が行われる（図 5-11）.

しかし，図 5-12 でわかるように上述した 3 つの系は運動時間によりそのエネルギーの供給状態が異なっている.

また，表 5-4 で示したように，ATP 〜 CP 系や乳酸系などの無酸素過程で発現されるパワー（単位時間当たりの仕事量，瞬発力で表現される）は有酸素系に比べて大きい. これらのエネルギー生産許容時間は短く，両者を合わせても約 40 秒でなくなってしまう. したがって，ATP 〜 CP 系，乳酸系は短距離走のようなあまり酸素を摂取する暇のない短時間の激運動に役立っている. 我々の日常生活の活動水準やスポーツ活動においては，1 分以内に終わるものはまれである. したがって，これらの活動にはエネルギー源として摂取した糖質や脂肪を有酸素的分解による ATP 合成，すなわち，十分な酸素摂取によるエネルギー発現によって大部分がまかなわれている（表 5-5）.

　※一般に貯蔵されている ATP だけでは数秒間でエネルギーを出しつくしてしまうと考えられる. そこで，筋肉トレーニングによって筋の ATP はある程度増加させることができる. よくトレーニングをしていると筋収縮は約 20 秒ぐらいまで続けることが可能になる.

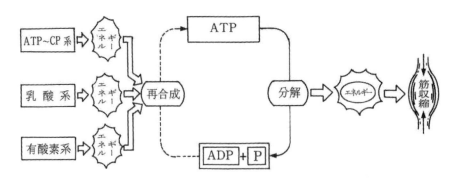

図 5-11　筋収縮のためのエネルギー供給系（湯浅作図，1986）
　　　　筋収縮のために利用される直接のエネルギー源は ATP であり，
　　　　この ATP を補給するためのエネルギーは三つの系から供給される．

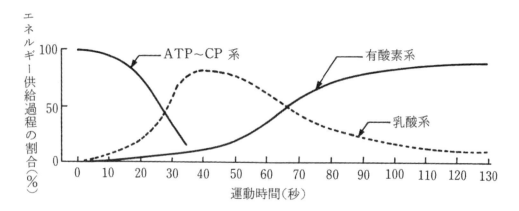

図 5-12　運動時間と種々のエネルギー供給過程の割合（Keul，1972）
　　　　運動時間によって主役になるエネルギー供給過程は変わる．

表5-5 各種のスポーツおよび運動とその主要
エネルギー*

スポーツ種目または運動	エネルギー系ごとの依存度（%）		
	ATP-PC およびLA	LA-O₂	O₂
野　球	80	20	—
バスケットボール	85	15	—
フェンシング	90	10	—
フィールドホッケー	60	20	20
フットボール	90	10	—
ゴ　ル　フ	95	5	—
体　　操	90	10	—
アイスホッケー			
a　フォワード，ディフェンス	80	20	—
b　ゴールキーパー	95	5	—
ラクロス			
a　ゴールキーパー，ディフェンス，アタックマン	80	20	—
b　ミドルフィールダー，マン・ダウン	60	20	20
レクリエーション・スポーツ	—	5	95
漕　　艇	20	30	50
ス　キ　ー			
a　スラローム，ジャンプ，ダウンヒル	80	20	—
b　クロスカントリー	—	5	95
サ　ッ　カー			
a　ゴールキーパー，ウィング，ストライカー	80	20	—
b　ハーフバック，リンクマン	60	20	20
ソフトボール	80	20	—
水泳およびダイビング			
a　50m自由型，ダイビング	98	2	
b　100m，100ヤード（オールストローク）	80	15	5
c　200m，200ヤード（オールストローク）	30	65	5
d　400m，440ヤード，500ヤード自由型	20	55	25
e　1,500m，1,650ヤード	10	20	70
テ　ニ　ス	70	20	10
陸　　上			
a　100m，100ヤード；200m，220ヤード	98	2	—
b　フィールド種目	90	10	—
c　400m，440ヤード	80	15	5
d　800m，880ヤード	30	65	5
e　1,500m，1マイル	20	55	25
f　2マイル	20	40	40
g　3マイル，5,000m	10	20	70
h　6マイル（クロスカントリー），10,000m	5	15	80
i　マラソン	—	5	95
バレーボール	90	10	—
レスリング	90	10	—

LA：乳酸系，O₂；有酸素系

第7節　運動と酸素

　我々人間は，日常生活の活動やスポーツ活動においては，体内に十分な酸素を取入れることが必要となるが，筋活動（運動）を継続するにつれて，その人の運動強度（運動量と運動時間）に応じた，運動遂行のための酸素需要量（Oxygen requirment）が増加してくる（図5-13）

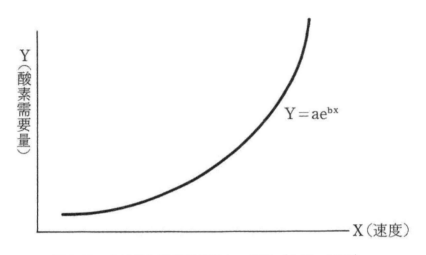

図5-13　走速度と酸素需要量との関係（山岡，1956）

　この運動強度による酸素需要量と，運動継続とともに高まってくる酸素摂取量（Oxygen intake，Vo2）とが等しいときには，その運動強度の運動を持続して行うことができる．この状態を定常状態（Steady state）という．しかし，実際には，定常状態になって運動が継続できる場合でも，運動開始後しばらくの間は，骨格筋へ酸素を供給するのに呼吸系や循環系の働きが不十分なために，酸素摂取量は酸素需要量に達することができず，酸素の不足状態となる．しかし，間もなく，呼吸系や循環系が適応作用を発揮して酸素摂取が円滑に行われ，定常状態となる（図5-14）．

　図5-14のように，運動を開始すると，酸素摂取量は，直ちに酸素需要量（a'd'）の水準に達しないでabの線のようにある時間が経過してからa'd'の水準に達して，定常状態になり安定した運動を継続できる．そして運動を中止すると，酸素摂取量はcdのように急激に運動前の値にもどる．このとき，最初の酸素不足量A

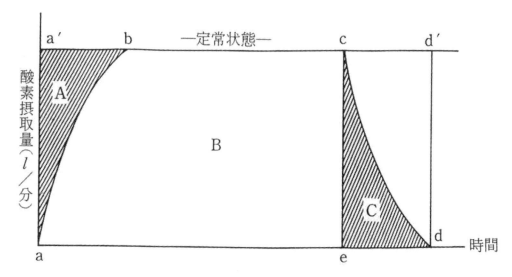

図 5-14　運動に伴う酸素需要量と酸素摂取量との関係

は酸素の不足のまま運動を続けるために筋肉内に蓄積された乳酸を運動後にAと同じ量だけの酸素量をCにおいて償却される（A＝C）．このCの酸素量を酸素負債量（Oxygen debt）という．

　運動強度の低い運動，すなわち酸素需要量の小さい運動の場合には，運動初期に筋や血液中の酸素が供給されるうえ，酸素摂取量も少なくてすむので，呼吸系や循環系を十分強く働かす必要もない．これは，からだにとって負担とならず，運動が楽にできる．

　これに反し，酸素需要量の大きい運動，すなわち，運動強度の強い運動の場合には，酸素摂取量はなかなか酸素需要量の水準に達することができず，定常状態にならない．つまり，運動不能の状態になる．したがって，有酸素系を利用する長時間の運動，すなわち持久性の運動やスポーツには，酸素摂取量の大きい人ほど有利である．しかし，人間の呼吸系や循環系の機能からみて，酸素摂取量には限度がある．その人の摂取し得る最大限の酸素摂取量を最大酸素摂取量（maximal Oxygen intake. Vo2 max, 単位時間当たりのときは Vo2 max と表記する）といい，持久性トレーニングを積んだ人ほどその値は大きい（図 5-15, 16）．

　一方，表 5-6 のように，運動初期の酸素不足での運動，すなわち，無気的なエネルギー利用（CP ～ ATP 系，乳酸系）による運動過程では実際に酸素が運動後に償却される．これを酸素負債量といい，短時間の運動においての酸素需要量は，酸

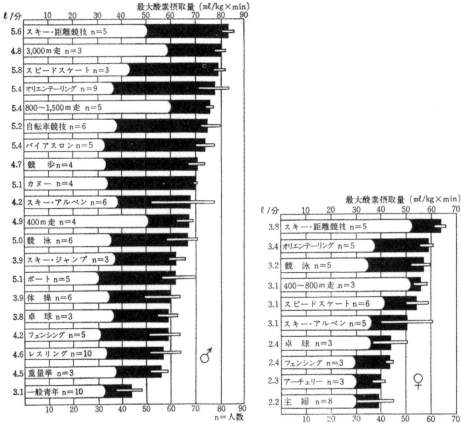

図 5-15　競技種目別最大酸素摂取量の比較（男子）　　図 5-16　競技種目別最大酸素摂取量の比較（女子）

（サルティンら 1967）

表 5-6　各疾走距離における酸素摂取量と酸素負債量との割合（幸山，1985）

疾　走 距　離 (m)	酸　　素 需 要 量 (l)	酸　　素 摂 取 量 (%)	酸　　素 負 債 量 (%)
100	8.0	2.1	97.9
200	8.5	10.4	89.6
400	12.2	19.2	80.8
800	15.1	41.2	58.8
1500	21.1	64.2	35.8
5000	59.7	87.4	12.6
10000	110.9	92.9	7.1

素摂取量より酸素負債量の利用によることが多い．この酸素負債量の最高値を最大酸素負債量（maximal Oxygen debt）といい，短距離走などの運動能力の指標とされている．

　表5-6で明らかなように，酸素需要量は酸素摂取量と酸素負債量の総和であるので，運動と酸素との関係からいえば，ヒトの最大限発揮し得る運動の能力は，その人の（最大酸素摂取量＋最大酸素負債量）で決めることができる．

■参考文献

1）P.Astrand; Testbook of Work Physiology,McGraw-Hill inc,1970

2）P.Karpovich et all; Physiology of Muscular Activity, W.B.Saun-ders Company,1971.

3）H.Mellerowicz; Training, Springer-Verlag, Berlin,1977

4）R.マルガリア（金子公宥訳）；身体運動のエネルギー，ベースボールマガジン社 1978.

5）中野昭一編，図説運動の仕組みとその応用，医歯薬出版，1980.

6）真島英信，石田絢子；人体生理の基礎，杏林書院，1982.

7）石川利寛；スポーツと健康（岩波新書），岩波書店，1984

8）福永哲夫，湯浅景元；コーチングの化学，朝倉書店，1985

9）臨床スポーツ医学，第2巻第3号，文光堂，1985.

10）鈴木泰三他；新しい解剖生理学，南江堂，1986.

第6章　現代人の身体と運動

第1節　生活環境の変化と身体活動

　人間は動くようにつくられ，歩く，走る，跳ぶ，投げるといったさまざまな動作ができる．したがって，動く人間は動物の一種であるが，他の動物と異なる点は，脳の働きの基本的な形式である本能的なものの範囲を越えた高等な神経機能，すなわち意識的，知能的そして精神的作用が加わっての行動ができる．この脳の発達とあいまって人間は，精巧な働きを生じ，科学の進歩に貢献し，人類の文化の基本を築きあげてきた．しかし，今日，機械の発達や技術革新により人間本来の動く動作を減少させ，身体にさまざまな影響を与えるようになり新たな問題を起こしている．

　かつては，古代社会におけるエジプトのピラミッドの建築や，中国の万里の長城などの大作業や難工事などすべてが人力によって造り上げられた．ところが近年においては，わずかな工事でも機械にたよって作業がなされている．

　わが国においては，明治維新以来，近代化が進み，以前とは異なった生活を営むようになってきた．特に，第2次世界大戦以降の昭和40年ごろからは，家庭に電化製品が進出し，足を使って移動していた動作は，車がそれを助けるようになった．いわゆる車社会の到来である．文化の進歩は人間の生活を便利にさせたが，反面身体活動の減少とともにこのころから以前にはあまりみられなかった病気が発生してきたのである．これを文化病，現代病，成人病と称しているが，これらの病は明らかに生活環境の変化に伴って発生したことは明白である．

　家電の普及は，家事作業を縮小させているが身体活動やエネルギー消費量からみればマイナス要因が大きい．

　昔は炊事にしても，薪や炭を使いカマドにてご飯を炊いた．この作業は，薪を割るだけでも大変な作業である．つまり，この作業だけでも相当のエネルギーが消費される．それが今日では，電気・ガスの炊飯器に．掃除にしても，ハタキ，ホウ

キ，ゾウキンを使い行ったのが現在では電気掃除機に．また，洗濯に至っては，ポンプや井戸で水を汲みあげ，それをバケツで運び，そして洗濯物を一枚ずつ手で洗うという動作であったのが，今日では何枚もの衣服を一度に洗ってくれる洗濯機に変容した．

　また，先にも述べた通勤・通学における電車・バスの発達，あるいは自家用車の利用は，人間の基本的運動動作である歩くことを大幅に減少させている（表6-1）．昔から"老化は足から"といわれているが，足の運動量の少ないことは，腰や心臓など身体の各部位にかなりの悪影響をおよぼしていることは明らかである．

表6-1　職業別1日の歩行数
（阿久津，日本万歩クラブ）

職　　種	1　日　の　歩　数
新 聞 配 達 少 年	18,200歩〜22,400
化粧品セールスマン	12,700
集　　　金　　　人	12,500　〜14,000
高　　校　　生	8,700　〜 9,300
大　　学　　生	7,900　〜 8,500
主　　　　　婦	6,000　〜 6,200
ホ ワ イ ト カ ラ ー	6,000　―
工　　　　　員	5,200　〜 5,700
O　　　　　L	5,100　〜 5,500
教　　　　　師	4,700　〜 5,300
団　地　婦　人	4,600　―
社 長 ・ 管 理 職	3,400　〜 4,700
施　設　老　人	3,300　―
タ ク シ ー 運 転 手	2,400　〜12,700

　これらの電化，機械化，自動化を称して都市化というが，これらの都市化現象は，発育・成長盛りの子どもにも大きな影響を与えるようになってきたことは種々の報告でも示されている．

　もともと，子どもは遊ぶことが仕事である．その遊ぶ場，つまり空間が自然環

境の開発や破壊によって壊され，また，遊びの広場であった道路が自動車によって占領されてなくなったこと，そして遊ぶ仲間が，同学年同士という狭い範囲になり，しかも，その相手も学習塾や習い事が多忙でおらなくなったこと，さらに，自分自身も，宿題，テレビ，ファミコン，学習塾と放課後も忙がしく，遊ぶ時間がなくなったことなど，遊べない環境が増加したのである．仮りに遊ぶ時間と仲間がいても，

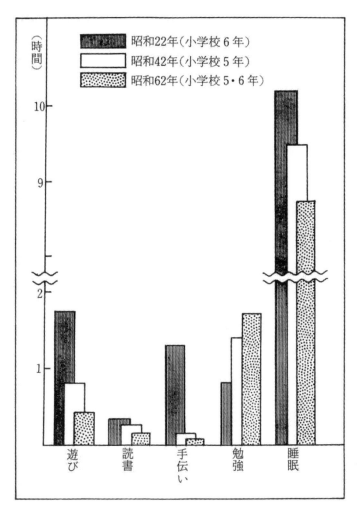

図6-1　子どもの生活時間の変化（男女平均）
　　　昭和22年の調査／京都府教育委員会「学童生活調査」
　　　昭和42年の調査／指定都市教育研究所連盟
　　　※ほかにテレビが1時間40分（昭和42年）
　　　昭和62年の調査／小島による農村地域の調査

テレビ・ゲームやビデオの普及で子どもたちは屋内の身体活動を伴わない遊びに変わってしまっている．鬼ごっこ，かくれんぼ，缶けりなど数多い子どもの遊びは，昔の夢物語に終わろうとしている（図6-1）．

子どもの特徴は，常にからだを動かしていないと心臓や血管に余分な負担がかかり，循環器系などの機能が低下する．そして，脳にも十分な酸素を送ることができないため，発育・発達期においてもすでに成人病に近い疾病が現れるというのである．まさに，現在の子どもは「成人病予備軍」といわれる状態がここにある．このことを考えるとき，成人および老人の身体活動の必要性もさることながら，子どもの遊びの重要性を大いに考え直す必要がある．

第2節　運動不足病

都市化は，身体活動を減少させることによってさまざまな健康障害を発生させている．これは身体活動水準の低い職種の人ほど，冠動脈性心疾患の罹患率や死亡率の高いことが多くの研究によって報告されている．

アメリカのH.クラウス（Kraus）とW・ラーブ（Raab）は，こうした人々の種々の症状は，運動不足によっておきた現象であるとして，1961年に「運動不足病（Hypokinetic Disease）」と名付けた．

表6-2は多くの研究者により，都市化の中において積極的身体活動を行う群と消極的活動群とを対比して，その心疾患の罹患率やそれに伴う死亡率を究明し，比較して考察を加えたものである．

運動不足によって起こる主な健康障害に，心臓血管系の疾患がある．これは，冠状動脈の病的変化により起こる心筋への血流減少ないし停止という事態による急性や慢性の心機能不全であり，狭心症や心筋梗塞が代表的な病気である．また，運動不足は酸素運搬系の能力を低下させ，心臓容積，心拍出量，最大酸素摂取量が極度に減少する．そして，細胞の酵素活性が悪化するので，この結果，病気に至らなくても，無気力，あくびの頻度，肩こり，動作のぎこちなさ，疲労感，頭痛，頭重，筋肉痛，睡眠障害といった多くの自覚症状（不定愁訴）をも発現させている．

阿久津は運動不足が招来させる身体影響を次のようにまとめている．

(1) 心臓が衰弱し，安静時の心拍数は次第に増加し，1回の収縮によって送り出す血液量（拍出量）は減少し，軽い運動さえ負担になる．その結果，運動

表6-2　身体的活動群と非活動群の症状比較表（クラウスら，1961）

研究者	発表年	計　算　の　基　礎	非活動群		活　動　群		比率
ヘドレー	1939	冠動脈閉塞による死亡率。男子人口10万対（年齢：35～64歳）	知的職業者，業務管理者，事務員	141 250	労働者	107	1.3
ペドレー	1942	冠動脈性心疾患による死亡率。男子人口10万対（年齢：45歳以上）	行政官，判事，弁護士，医師	250	農夫，鉱夫，労働者	44	5.7
イエーターほか	1948	男子の冠動脈性心疾患の百分比（年齢：18～39歳）	知的職業者，管理職，など	33	労働者，農夫	15	2.2
ライルとラッセル	1949	死亡率（男子）	知的職業者	235	非熟練労働者	65	3.7
J.N.モリスほか	1953	(a)男子1000人当りの最初の冠動脈不全の年間発生率（年齢：35～64歳）	バス運転手	1.5	バス車掌	0.8	1.8
		(b)同じく，発作後3か月以内の死亡率	バス運転手	0.9	バス車掌	0.4	2.3
J.N.モリスほか	1953	(a)男子1000人当りの冠動脈性心疾患の年間発生率（年齢：35～64歳）	郵便事務職員，電報係	2.4	郵便配達員	1.8	1.3
		(b)同じく，発作後3か月以内の死亡率	郵便事務職員，電報係	1.2	郵便配達員	0.6	2.0
オスロ生命保険会社 医学統計	1956	心筋硬塞の症例における職業グループの百分率の分布	雇用者と被雇用者	40.2	労働者	21.8	1.8
ルオンゴ	1956	冠動脈性心疾患100例中の運動習慣	規則的運動なし	70	規則的運動あり	30	2.3
ウィーン市療養基金	1956	1年間の心疾患による死亡の比率	使用者	52	労働者	34	1.5
ブラウンほか	1957	60～69歳の患者における冠動脈性心疾患の比率	産業的労働者	13.9	重作業労働者	5.7	2.9
J.N.モリスとクロウフォード	1958	(a)3800人の非冠動脈死の検屍（年齢：45～47歳）治癒した心筋硬塞をもつものの割合	軽労働者	3.5	重労働者	1.2	2.9
		(b)同じく，小線維性班痕をもつものの割合	軽労働者	9.9	重労働者	5.7	1.7
ズーケル	1959	1000人当りの冠動脈性心疾患（年齢：35～74歳）	非農夫	14.0	農夫	9.6	1.5
W.H.M.モリス	1959	致命的な動脈硬化性心疾患の割合（年齢：34～74歳）	非農夫	74.2	農夫	52.0	1.4
スペインとブラデス	1959	男子652例中の冠動脈性心疾患による急死（年齢：55歳以下）	座業的	112	努力的活動	35	3.2
		同じく，（年齢：55歳以上）	座業的	139	努力的活動	106	1.3
テイラー	1960	男子1000人当りの冠動脈性心疾患による死亡率（年齢：40～49歳）	鉄道事務職員	2.1	鉄道保全労働者	0.9	2.3
		同じく，（年齢：50～59歳）	鉄道事務職員	5.6	鉄道保全労働者	2.9	1.9
チャプマンほか	1957	男子955例中の新しく観察された冠動脈性心疾患数対年齢調整された比率による期待数（年齢：40～70歳）	産業的および軽労働者	20対20.9	中度および重労働者	16対15	―
スタムラーほか	1960	1000人当りの動脈硬化性心疾患による死亡率	知的職業者，管理者，事務職員，セールスマン	9.24	労働者	8.13	1.1

や作業が人並みにできなくなる.

(2) 血管はその生命である弾力性を失い, 硬化して血圧は上昇し, 次第に最低血圧も上昇し, 疲れやすくなる.

(3) 肺は空気を吸い込む換気能力が低下し, 酸素の摂取量も減少して, その機能的な効率が悪くなり, 運動を長く続けることができなくなる.

(4) 関節は硬くなり, 全身の柔軟性が失われ, 動作がぎこちなくなる. つまり, 柔軟能力, 敏捷能力, 瞬発能力が低下する.

(5) 筋肉はその張力を失い, また, 持久能力を失って疲れやすくなるため, 運動を避けるようになる. そして運動をしないから, 老化・退化が促進するといった悪循環を繰返すことになる.

(6) 運動能力の低下は, やがて脳血管の病気（脳卒中など）や心臓病, 糖尿病などいわゆる成人病と呼ばれる慢性の疾病群に罹りやすくなる.

(7) エネルギー系の酸素を供給するためのすべての器官, つまり, 呼吸・循環器系が萎縮し, 退化してしまう.

第 3 節　運動の効果

運動・スポーツの身体におよぼす効果は, 健康者のみならず, 最近ではかなり疾病者に対してもその治療法として採用されるようになってきた.

デンマークのクローは, 筋肉を安静にしているときと, 運動をさせた状態での毛細血管の数, 筋肉組織との接触面, さらに毛細血管数などについて, その研究成果を次のように報告している.

(1) 運動を繰返して行っていると, 筋肉の中にある毛細血管数が増加する.

(2) 筋肉や皮下の毛細血管の表面積が大きくなる.

(3) 毛細血管の直径が太くなり, 末梢流血量が増加してくる.

(4) この結果, 筋肉中への酸素の供給が増え, 筋肉中の老廃物質が血液中に入りやすい状態になる.

以上のことは, 血液循環が良好になり, 赤血球, ヘモグロビンの増加は細胞に栄養素と酸素を多量に送り込み, 炭酸ガスなどの老廃物が排除されるということである.

また, バノッティやフィステルらは軽運動（ウオーキング, ジョギング, 縄

とびなど）を長期間にわたって実施していると，全く運動をしていない人よりも血管系に変化が認められたことを発表している．

すなわち，

　　(1) 毛細血管は，運動していないときは閉鎖していたものが，運動することによって一時的に血液を通すようになり，また，継続することによってそれが永久的に開通するようになった．

　　(2) しかも，その開通した毛細血管のほかに，さらにその数が増して，筋肉と血管の比率からいって運動をしていないときの約2倍にも増加したこと．

　　(3) そして，血液を輸送してきた動脈毛細管と，血液をもちかえる静脈毛細管の接する動静脈吻合物が増えてくることもわかった．これを筋肉との比率でいうと約3倍にも増えていた．

以上の結果，末梢血管の抵抗は低下して，血圧は正常近くに回復し，酸素の十分な利用によって疲労しにくいからだを取り戻すことが究明されたという．そのほか，心臓の発達など循環器系の変化は第5章でも述べたとおりである．

以上の成果や著者らの研究による運動効果をまとめると，身体運動は，①心臓が強化される．②拍出量が増加する．③肺の呼吸効率，つまり換気能力がよくなる．

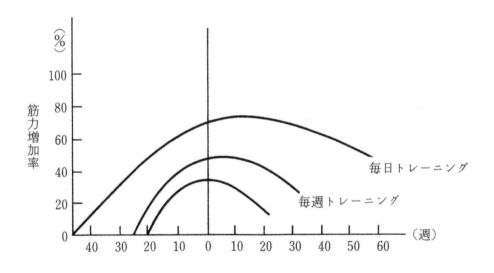

図6-2　筋肉トレーニング効果とトレーニング中止後の効果の消失の経過
　　　　（ヘッティンガー，小島図解）

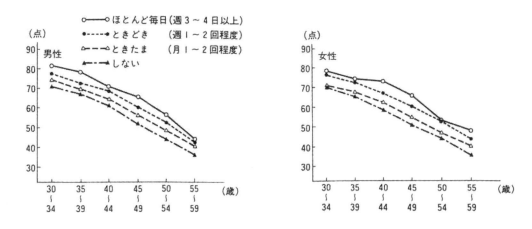

図6-3　運動実施者と非実施者の体力スコアの比較図（文部省）

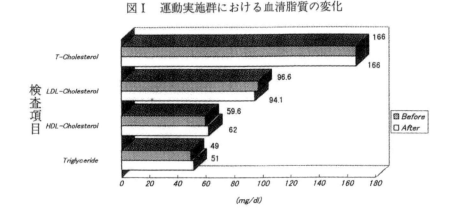

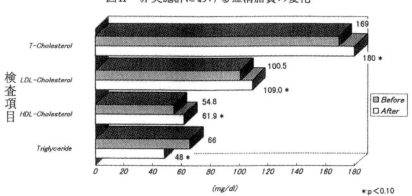

図6-4　血清脂質におよぼす自転車エルゴトレーニングの影響
（長島・大山らによる）

④最大酸素摂取量が高まる．⑤スタミナ（持久能力）がつく．⑥血管機能を向上させる．⑦ミオグロビンが増加する．⑧動脈硬化の防止．⑨HDL（善玉）コレステロールが増し，LDL（悪玉）コレステロールが排出される．⑩体脂肪が減少し、除脂肪体重が増す．これは⑪肥満防止につながる．⑫血清脂質が改善される．⑬血圧も正常値になる．⑭防衛体力，つまり抵抗力がつく．⑮ストレス解消．⑯情緒の安定．⑰安眠・快眠．⑱食欲の促進．⑲便秘の防止，そのほか種々の疾病や老化の防止にもつながる．もちろん，各種の運動機能や運動能力の向上はいうまでもない．

　これらの運動の効果は，生涯にわたって継続できるものではなく、その効果は非持続性であるのが特徴である．例えば，運動による筋力の増加についてヘッティンガーは，図6-2でみられるようにそれを実験で明らかにしている．

　ドイツのルーは，「人間の身体機能や器官は，適度に使えば発達する．使わなければ退化しやがて萎縮する．また，過度に使えば障害を起こす」という発達・退化の原理を見いだしている．これを「ルーの法則」というが，このことは男女，老若にかかわらず健康と体力を維持・増進するための重要な法則である．

　図6-3は，運動実施者と非実施者の体力比較図であるが，これによると運動実施者は非実施者に比べ約10歳ほど体力年齢が若いことがいえる．

　図6-4は運動実施群（6カ月間継続）と非実施群（6カ月間意図的運動中止）による血清脂質の変化の比較図である．

第4節　生涯スポーツの必要性

　わが国が，世界一の長寿国になったことは喜ばしいことである．その要因には，乳・幼児の死亡率の減少，医薬品・医療技術の発達，栄養の摂取状態の向上，保健教育等の徹底，教育設備の完備，戦争がない国，個人・国家の経済力が豊かである，社会情報の発達，失業率が低い，老人の持家率が高い，日本の国土，地形・風土・気候がよい，そして入浴の好きな民族（清潔感）である等々いくつかの要因が考えられる．

　しかし，一方では人口千人当たりの有病率が，昭和30年で37.8であったのが62年では145.2と年々増加の傾向を示している．また，平成2年では，全国で82.4人に1人が医療施設に入院しており，18.0人に1人が外来受診していると厚生省（現厚生労働省）は発表している．

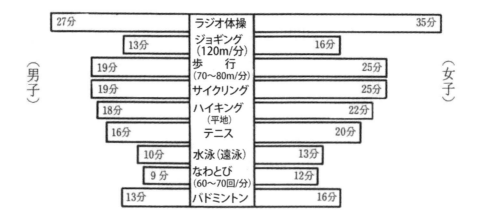

図 6-5　100Kcal を消費するための運動量の目安

　このことを考えるとき，丈夫で長生きということがいかに重要であるかということがわかる．

　そこで健康で長く生きるには，これまでも述べてきたように運動不足にならないこと，バランスのとれた栄養を摂取すること，そして休養をとることなどが基本になるが，ここでは生涯にわたって身体活動，つまり，運動・スポーツを生活習慣の中に取り入れ実施することをすすめたい．

　これら，運動・スポーツの実施に当たっては，まず，①自分の健康状態を考える，②自分の年齢，③体力水準，④運動種目の選定，⑤運動の量，⑥運動の持続時間などを誤らないようにすることが大切である．

　そして運動の3原理を考えて実施することである．それは①オーバーロードの原理（少し疲れるくらいの日常生活より強い運動をしなければ意味がない）．②可逆性の原理（運動をやめれば体力は急速に衰える）．③時異性の原理（ねらった効果をあげるにはそれに適した運動をする）．などである．また，運動の消費量を考えるとき，図6-5を参照されたい．

　過去のスポーツマンより，中高年を通じての運動持続者に長寿者が多いといわれている．今後，21世紀に向けて，国民一人一人が運動・スポーツを通じて積極的に健康づくりに取り組むことが要求されよう．

第5節　障がい者の運動・スポーツ

　身体障がい者とは，身体上に何らかの障がい，例えば，肢体不自由，視覚障がい，聴覚障がい，内部障がい等がある 18 歳以上の者を指す．したがって，それらの障がいは様々で，同一患者であっても決して同じような状態であると考えてはならない．身体障がい者は一般的に，身体的，精神的に余裕を欠くことが多く，仲間をつくることや社会へ飛び込むことも消極的になりがちである．

　そこで障がい者は，それぞれの障がいや機能欠損の程度に応じて，可能な限り運動やスポーツを行うことによってそれらを改善し，健康の維持・向上のために努力しなければならない．それにはすべての者が一丸となって取り組むことが必要であることはいうまでもない．

　そこで，身体障がい者が運動・スポーツを行うことによって次のような効果があると考えられている．

　　(1) 呼吸・循環機能の向上

　　(2) 関節の可動性の保持・増強

　　(3) 残存筋力の増強と正常筋の維持

　　(4) 持久力の増強

　　(5) 共応性の向上

　　(6) リラクゼーション

　　(7) 合併症の予防

　そのほかに，心理的効果も極めて大きく，気分を明朗にし，協調性や友情による社会性が増し，社会参加も促進される．ちなみに，大山らの研究による軽度障がい学生に対する 6 か月の特別運動負荷で，QOL の一部に有意な改善が見られたことは，運動が生理的，体力的な影響のみならず，精神的効果も十分期待できることを示唆された．

　1964 年 11 月，オリンピック東京大会の直後に「身体障害者スポーツ国際大会」(正式名称：国際ストークマンデビル競技大会) が開催され，多くの国民がそれに注目した．これが現在のパラリンピックの始まりである．この大会を契機に毎年，国民体育大会後に同じ場所を利用して全国大会が盛大に行われるようになってきた．それに伴い競技水準も向上し，ルールの改正や新規種目の採用など競技内容も充実してきている．現在，「身体障害者スポーツ大会」は表 6-3 のように障がいの程度を

表6-3　実施競技

競技		身体				知的	精神
		肢体	視覚	聴覚	内部		
個人	陸上競技	●	●	●	●	●	
	水泳	●	●	●		●	
	アーチェリー	●		●	●		
	卓球（STTを含む）	●	●	●		●	◆
	フライングディスク	●	●	●	●	●	
	ボーリング						
	ボッチャ	★					
団体	バスケットボール					●	
	車いすバスケ	●					
	ソフトボール					●	
	グランドソフトボール		●				
	バレーボール			●		●	◆
	サッカー					●	
	フットソフトボール					●	
		6	5	6	3	10	2
		8（個人5、団体3）				（個人5、団体5）	（個人1、団体1）

◆・・・精神障害部門：2008年団体競技導入（バレーボール）、２０１９年個人競技導入（卓球）

★・・・身体障害部門：2021年個人競技導入（ボッチャ）

いくつかに区分して，よく似た障がい者の間で競技を行うようにしている．ただ，運動やスポーツはそれを行うことによって逆に障がいの程度を悪化させる恐れもあるので，その実施にあたっては十分な注意が必要である．それには，

(1)　各種の医学的診断の結果，医師より運動の実施を許可されたもの．

(2)　全身の状態が良好であること．

(3)　障がい局所が安定していること．

などの条件が整っていることが必要である．また，治療目的に合致した運動や競技を選択し，必要以上に競争心を煽ったり，記録や勝負にこだわり過ぎないようにすること，そして，障がい項目の異なる者同士の競技は極力避けるべきである．いずれにしても，障がい者が運動・スポーツを行うことによって，さらに社会生活が営みやすくなるようにすることが大切である．

　パラリンピックの育ての親であるルードウィッヒ・グッドマン博士は“失ったものを数えるな，残されたものを最大に活かせ”と述べているが，障がい者自身も常に希望をもってすべてに対処すべきである．

■参考文献

1) 中村裕他；身体障害者スポーツ，南江堂，1964.

2) 福田邦三；日本人の体力，杏林書院，1968.

3) 阿久津邦男；歩く健康法，女子栄養大出版部，1975.

4) 加藤橘夫他；体力科学からみた健康問題，杏林書院，1976.

5) 矢部京之助；障害児の発育と体育，体育科教育，24巻，2号，1976. 126

6) 小野三嗣；運動とからだ，成美堂，1978.

7) 日本身体障害者スポーツ協会；身体障害者スポーツ研修テキスト，日本身体障害者スポーツ協会，1978.

8) 小島廣政他；健康意識と運動意識との関連，日本学校保健学会，1980.

9) 小野三嗣他；運動と寿命，朝倉書店，1981.

10) 矢部京之助；障害者体育の確立にむけて，体育の科学，31巻，7号，1981.

11) 河添邦俊他；障害児の体育，大修館書店，1981.

12) M. ポラック他著，広田他訳；Health and Fitness through Physical Activity，ベースボール・マガジン社，1981.

13) 小島廣政他；最近における児童の生活習慣と体力との相関に関する研究（第1報），近畿学校保健学会，1983.

14) 青木純一郎他；日常生活に生かす運動処方，杏林書院，1984.

15) 川初清典他；虚血性心臓病の長期運動療法における郊外プログラムの検討，体育の科学，35, 1984.

16) 阿久津邦男；健康体力論，文化書房博文社，1985.

17) 小島廣政他；現代生活と健康，家政教育社，1986.

18) 小島廣政他；児童の生活習慣と不定愁訴に関する研究，日本学校保健学会，1988.

19) 保志宏；ヒトの成長と老化――発生から死にいたるヒトの一生――，てらぺいあ，1988.

20) 日本身体障害者スポーツ協会；身体障害者スポーツ競技規則集，日本身体障害者スポーツ協会，1988.

21) 日本身体障害者スポーツ協会；身体障害者スポーツ競技規則集，日本身体障害者スポーツ協会，1991.

22) 大山良徳・小島廣政他；発達運動生理学，光生館，1991

23) 日本パラスポーツ協会；障がいのある人のスポーツ指導教本（初級・中級），株式会社ぎょうせい，2020.

第7章　スポーツ外傷とスポーツ障害

第1節　概説

運動する者に起こりうるスポーツ外傷・障害に対して，予防や生じた際の処置を理解するには，それらの概念や発生機序を知っておくことが大切である．各部位で起こりやすい，若しくは重要と思われるスポーツ外傷・障害を知り，その病態についての特徴や基本的対応について理解することが望ましい．

第2節　身体の基礎的状態

スポーツ外傷・障害が発生する場合，そこにはさまざまな要因が働くが，基本的には外傷・障害直前の個人の基礎的状態と，それに加わる要因に影響されることになる．

2-1　年齢

（1）成長期

　学童期以降は体格に大きな変化が起こるとともに，もっとも活動量が多く，運動器損傷が発生しやすい時期といえる．

　一方では旺盛な発育力によって常に正常に発育しようと働くことから，たとえ身体組織を損傷しても，それらに対する治癒力（復元力）が高い．

（2）青壮年期，高齢期

　職業，スポーツ，嗜好などによって損傷する場所や程度などさまざまな違いが生じるが，組織の新陳代謝あるいは体力の低下に伴い，骨や関節，も変化して，高齢期には荷重変形関節変形なども伴って，成長期に比べ組織の抵抗力は低下し，種々な損傷が誘発されやすくなる．

2-2　性別

性別による身体の構造の違いによって外傷・障害の特殊性が生じることがある．たとえば，骨形態，関節形態，筋力などの体系的要素，就業内容，スポーツ活動，履物，嗜好などが損傷に男女差を生む要因となる．また，女性は初潮，妊娠，出産，閉経をはじめとするホルモンバランスの変化も影響を及ぼす．女性高齢者の骨粗鬆症による骨折が多くみられるのは特徴的な一例である．

2-3　栄養状態

栄養障害は骨の硬度を低下させ，静力学的機能不全・荷重変形・骨折などの素因となる．栄養障害は食糧の絶対量の不足によっても生じるが，栄養素の一部の欠乏，あるいは過剰によっても起こりうる．

2-4　姿勢，体型

前傾姿勢，後傾姿勢，猫背，側彎，体重差・体重の増減，身長の伸び率など

2-5　四肢の形態とそれに伴う状態

(1) 四肢の形態以上：X脚，O脚，偏平足，内反足，外反足，内反肘，外反肘など

(2) 四肢長の異常（先天的要因も含む）：上下肢の延長，短縮，一部欠損など

(3) 筋力の不均衡：左右の四肢筋力のアンバランス，拮抗筋間のアンバランスなど

(4) 間接の運動制限と柔軟性：関節の外傷・障害，疾病に伴う可動域制限，病的な関節弛緩など

(5) その他：損傷・障害，疾病に伴う跛行など

2-6　体位，肢位

歩行・更衣・睡眠，日常生活様式，スポーツや作業の形態など

2-7　動きに反応する速さの個人差

外力，刺激などに対する筋緊張・弛緩などの速度．疲労度による影響が強い．

2-8　情報の遮断

麻痺など

2-9 他疾病による各組織の病的状態および弱化

(1) 出生時から現在まで過去の損傷や病歴

循環器疾患，遺伝性疾患，膠原病，代謝性疾患，神経原性疾患，骨粗鬆症など

(2) 透析，副腎皮質ホルモンなどの投与歴など治療段階における薬物投与の関与も含む

これらの基礎的状態をチェックするには，一定の基準に基づいた評価が必要になる．また，評価はできる限り客観性のある数値を用い，かつ正確に記録されなければならない．

2-10 付帯する環境要因

スポーツ外傷・障害の発生に影響を与える環境要因

(1) 温度，湿度

(2) 天候

(3) 就業内容，スポーツ活動，趣味，嗜好品など

(4) 身体に着用するもの（衣類，靴など）

(5) 身体に影響を与える身近な環境因子（路面，家具，冷暖房器具など）

第3節　スポーツ外傷とスポーツ障害

3-1 スポーツ外傷

スポーツ外傷とは1回の大きな外力若しくは何度か繰り返される外力によって急性に発症する骨折や脱臼，靱帯損傷（捻挫）などのことである．コンタクトスポーツやパフォーマンス中ダイナミックな動きを伴う場合に発生することがある．

（1）擦過傷

皮膚表面の浅い傷で，線状の傷口のある軽いもの（すり傷）から広範囲の傷面のあるやや重傷のものまで程度はさまざまである．スポーツ中に転倒して皮膚を地面などに擦りつけて受傷することが多い．出血を伴い，傷面が広い場合は地面の汚れや異物が傷口に入ってしまうこともある．

(2) 骨折

外力を受けて骨の生理的連続性が断たれたもの.

　① 　骨損傷の程度

　・完全骨折

　　骨損傷によって骨組織の連続性が完全に離断されたもの.

　・不全骨折（いわゆるヒビ）

　　骨の一部が損傷されて一部がなお損傷を受けずに連絡を保っているもの.

　② 　外界との交通

　・皮下（閉鎖）骨折

　　骨折部が外界と交通していない骨折

　・開放骨折

　　骨折部が外界と交通しているもの. 複雑骨折.

【鎖骨骨折】

　　成長期, 特に小児に多い骨折である.

　　特徴：転倒して肩を地面にぶつけた際, 肩から鎖骨の骨長軸方向に外力が伝
　　　　　わり発生する. この場合, 成人（特に男性）では鎖骨骨折よりも肩鎖
　　　　　関節脱臼することが多い.

　　症状：鎖骨は皮膚直下に接しているため, 鎖骨の骨折部（中心部付近）が上
　　　　　方に突出している症状を顕著にみることができる. 骨折部の腫脹, 限
　　　　　局性圧痛は著明である.

　　予後：十分な処置を施すことで約4週間で骨癒合が得られる.

(3) 脱臼

関節を構成している骨が正常な位置関係を失い, 関節面が適合しない状態.

　① 　脱臼の程度

　・完全脱臼

　　一方の関節面が他方の関節面に対し完全に転位して両者間にまったく対立が
　　ないもの.

　・不全脱臼（亜脱臼）

　　関節面がなお部分的な接触を残して不完全に転位したもの.

② 発生の割合

・約50%：肩関節

・約20%：肘関節

・その他：股関節，手関節，指関節

【肩関節脱臼】

　肩関節の脱臼は日常高頻度に遭遇する脱臼の一つで成人に多い.

　構造：肩関節は人体で最も可動域が大きい関節である．運動可動域を保持す
　　　るために骨頭に対する関節窩のバランスが浅く小さい．また，関節包
　　　やまわりの靱帯に緩みがあり，不安定な関節構造を筋に依存している.

　特徴：転倒時に地面に手をつき，肩関節に過度の伸展力及び外旋力が働き発
　　　生する.

　　　　一度脱臼をすると関節包に損傷が頻発するため，反復性脱臼に移行
　　　することが多い.

　症状：肩関節が弾発性固定され自力での運動は出来ない.

(4) 捻挫

　関節が外力を受けて生理的可動範囲を超え過度の運動を強制されたときに生ず
る関節の靱帯，関節包，皮下組織の損傷である.

　① 損傷の程度

　・Ⅰ度

　靱帯線維の微小損傷であり，疼痛，腫脹（出血）も少なく，圧痛機能障害も
軽く，不安定性は認められない.

　・Ⅱ度

　靱帯の部分断裂であり，不安定性が軽度から中等度にみられ，機能障害も認
められる.

　・Ⅲ度

　靱帯の完全断裂であり，関節の不安定性が顕著にみられ，機能障害も高度で
ある.

　靱帯が断裂した場合おのずと脱臼にいたることがある.

　② 症状

　疼痛，腫脹，皮下出血斑，限局性圧痛等.

【足関節捻挫】

　足関節捻挫は日常的にみられる外傷の一つであり，スポーツ外傷としても頻度は多い．

　　特徴：足関節を内反（内がえし）した際に外側部の靱帯（前距腓靱帯，踵腓靱帯）や関節包を損傷する．

　　症状：足関節外側部に疼痛，腫脹がみられる．数日後，外果（外くるぶし）下方に皮下出血斑が出現することがある．受傷直後は疼痛のため起立不能となることがあるが，その後疼痛が落ち着けば歩行可能となる場合もある．これは疼痛や腫脹と損傷の程度が必ずしも一致しないためであり，受傷者の感覚に個人差もあることから安静にすることが優先である．

（5）打撲

　いわゆる「うちみ」であり，皮膚表面が鈍力を受けた非開放性外傷（傷口がない外傷）である．ただし，内出血を起こすことにより，皮膚表面に腫脹がみられる．応急処置として RICE 処置（第 8 章 -2-1 参照）が有効である．

（6）挫傷

　挫傷とは，いわゆる「肉ばなれ」であり，筋が急激な張力が働き，筋線維の一部に損傷若しくは断裂するものである．短距離走やハードル走，ジャンプする競技など，瞬発的運動の際に起こりやすい特徴がある．

　〈発生リスク〉

　・筋柔軟性の欠如

　・筋力低下

　・ウォーミングアップ不足

　　応急処置として RICE 処置（第 8 章 -2-1 参照）が有効である．

【ハムストリングスの肉ばなれ】

　ハムストリングス（太もも裏）が収縮しようとしている状態で進展を強制されたときに発生する．

　　特徴：受傷時に鋭く，力の抜けるような大腿部後方の痛みと衝撃を感じる．

　　症状：損傷部位に圧痛，腫脹がある．重症な場合，損傷部に陥凹がみられ，それに伴い数日後に皮下出血斑が出現する．

(7) 腱断裂

筋は腱へ移行して骨に付着し，腱は筋収縮による力を骨に伝える．

【アキレス腱断裂】

　アキレス腱とは，下腿三頭筋（ふくらはぎ）の腱であり，踵骨（かかと）に付着する．下腿三頭筋が緊張してアキレス腱も張っている時に，足関節が背屈を強制されるなどしてさらに強い張力が加わり断裂する．肉離れ同様，瞬発的運動時に発生しやすい．アキレス腱は人体で最も強度が高い靱帯であり，ゆえに断裂した際は大きな pop 音を聴取することがある．

【マレットフィンガー】

　マレットフィンガーはバレーボールなどの球技中，いわゆる突き指という形で発生するものが多い．指の伸筋腱が指先の骨に付着する部分で断裂若しくは腱とともに剥離するものである．

　症状：指先の関節に疼痛，腫脹がある．また，指先の伸展障害を起こす．

(8) 頭部外傷

頭部外傷とは，頭に外からの外力が直接加えられて生じる脳震盪，頭蓋骨骨折，頭蓋骨内出血または血腫などである．からだが直接衝突しうるコンタクトスポーツにその割合が多い．

　① 急性硬膜下血腫

　　頭をぶつけた際に脳表面の血管が損傷して出血を起こすのが急性硬膜下血腫である．

　② 脳震盪

　　軽症頭部外傷に含まれるが，頭部打撲直後に打撲直前の記憶がない逆行性健忘や時間や場所，人を間違える見当識障害，頭痛やめまいなどの神経症状がみられ，短時間で回復し，画像検査でも損傷が認められないものである．脳震盪の症状は意識の消失の有無と脳震盪症状の持続時間で以下のように分類される．

段階	意識消失	脳震盪症状
Grade1　軽　度	なし	15 分以内
Grade2　中等度	なし	15 分以上
Grade3　重　度	あり	

　脳震盪の多くは自然に回復するためそれ自体が重傷ということではない．しかし，一見脳震盪のような症状であっても頭部内の状態を的確に判断することは容易ではない．したがって，受傷後に回復した状態になったとしても脳震盪が疑われた時点で必ず専門医の診察を受け，頭部の CT 検査や MRI 検査の画像診断で異常がないことを確認することが必要である．

3-2　スポーツ障害

　スポーツ障害とは繰り返される外力が軽度の損傷から積み重なり慢性的に発症する炎症や疲労骨折や軟部組織損傷などのことである．多くは同じ動きを繰り返すことによって特定の部位に負荷がかかり発症する．その場合動きや姿勢の偏りが原因となることがしばしばであるが，そうでなくても運動時間が長い場合はオーバーユースいわゆる使い過ぎによって引き起こされることもある．

【野球肘】

　野球の投球による肘部の障害，特に上腕骨内側上顆炎を野球肘と総称する．ゴルフやテニスのフォアハンドストロークでも発生する肘部の疼痛性障害である．

　症状：疼痛，腫脹，圧痛，軽度伸展障害

　対策：野球肘の障害の対策は早期発見と過剰投球の防止，練習量や投球動作の見直しなどの管理がある．

【テニス肘】

　テニスのバックハンドストロークで発生する上腕骨外側上顆炎による外側型の疼痛性障害をテニス肘と総称する．ラケット操作技術が未熟な初心者やラケットを支える筋肉の弱い 40 〜 50 歳の女性に好発する．ゴルフやバドミントンなどでも起こる．

　症状：限局性圧痛，タオルを絞る動作など伸筋群が緊張すると痛みが出る．

　対策：数カ月の安静で症状の改善がみられる．また，テニス肘バンドなどのサポーターで痛みが軽減する．

【オスグッドシュラッター病】

　10 〜 15 歳の成長期の子供が，ジャンプやボールを蹴るスポーツをし過ぎると発生する．大腿四頭筋（太ももの前の筋）の力は，膝蓋骨を経由して膝を伸展させる力として働く．膝を伸ばす力の繰り返しにより，大腿四頭筋が膝蓋腱

付着部を介して脛骨結節をけん引するために，脛骨結節の成長線に過剰な負荷がかかり成長軟骨部が剥離することで生じる．

【シンスプリント】

脛骨疲労性骨膜炎，ランニング，ジャンプ，ターンなどに伴い，足関節背屈の反復によって脛骨骨膜に炎症が起こるもの．

症状：脛骨内側部に沿った疼痛，圧痛

対策：運動の中止とアイシング，ストレッチまたは足関節周囲筋の筋力強化．

3-3　成長期の特徴

成長期は組織が未成熟でありスポーツ外傷・スポーツ障害の発生及び治癒過程にその特徴をみせる．

○成長期における骨の特徴

(1) 骨膜が厚く強靱で血行が豊富

(2) 柔軟性に富む

(3) 骨端成長軟骨板が存在

○骨折の特徴

(1) 骨端成長軟骨板損傷

(2) 骨のリモデリングが旺盛

(3) 治癒過程において骨の過成長が起こる

〈組織の定義〉

骨：骨は骨格として体の支柱となり，その形状を保持するもの．

骨膜：骨表面を包む結合組織の膜で関節部ではこれを欠く．骨膜は血管，神経に富み，骨の成長，再生，感覚に関与する．

関節：一般に関節とは凸面をなる関節頭と凹面をなす関節窩からなり，筋の作用によって運動する．

関節包：関節包は内層の滑膜と外層の繊維質からなり，関節腔内は滑膜から分泌される滑液によってうるおされている．いわば関節を覆う袋のようなものである．

靱帯：関節をつくる骨を互いに結ぶもの．運動の支点となり，運動を一定の方向に導き，あるいはそれ以外の方向への運動を制限する役割がある．

筋：筋（骨格筋）とは一つ以上の関節を越えて存在することにより運動を司
る．人体には 600 以上の筋があり，体重の 40 〜 50％を占める．

腱：腱とは筋が骨に付着する間に存在し，筋収縮による力を骨に伝えるもの．

第 4 節　スポーツ外傷・障害の予防

運動・スポーツをおこなうには日頃から基礎体力や正しいフォーム，テクニッ
クを身につけることや段階的な基礎運動を積み重ねることが大切である．また，そ
れ以前にコンディションを見極め無理なく運動・スポーツをすることも重要である．
過度に負荷をかけた運動はスポーツ外傷を招く恐れがある．負荷が小さくても同じ
動きを繰り返すことで一部に負担や疲労がかかりスポーツ障害のリスクが高まるこ
とも知っておく必要がある．ここではスポーツ外傷・障害のリスクを減らすことで
より質の良い運動・スポーツの実践につなげるコンディションを整える方法につい
て取り上げる．

4-1　ストレッチ

（1）ストレッチの効果

① スポーツ外傷・障害の予防

筋の緊張を緩め，柔軟性を維持，拡大することで筋，腱，靱帯などにかかる
ストレスを軽減し外傷や障害のリスクを軽減する．

② 疲労の緩和

疲労した筋は固くなりがちである．ストレッチを行うことで筋を弛緩させ筋
中の血液循環を促し，疲労物質を除去する．

③ 関節可動域の拡大

筋の柔軟性を高めることで関節可動域が増し各部に負荷が分散しやすくな
る．また，ダイナミックな運動の獲得につながる．

④ リラクゼーション

筋と知覚神経及び運動神経は密接な関係にある．ストレッチにより過緊張に
なった筋を弛緩させることで神経と筋の一体にリラクゼーション効果をもたら
す．

(2) ストレッチの種類と方法
① スタティックストレッチ

反動をつけずに筋をゆっくり伸ばしていき，一定に伸ばした状態を維持する静的ストレッチ．

② ダイナミックストレッチ

拮抗筋が最大収縮しているときに，主動作筋に最大弛緩が起こる「相反性神経支配」を利用したストレッチ

③ バリスティックストレッチ

反動や弾みを利用してリズミカルに行うストレッチ．

④ PNF（固有受容性神経筋促通法）

筋や腱の感覚受容器の反応を利用して可動域を拡大する．

4-2 テーピング

(1) テーピングの目的
① スポーツ外傷・障害の予防

運動により起こりうるスポーツ外傷・障害をテーピングによって未然に防ぐ．

② スポーツ外傷・障害再発の予防

現在スポーツ外傷・障害がある，若しくは過去にその経験がある部位を補強，保護するのが目的．テーピングの多くは再発防止を担うことともいえる．

③ 応急処置

テーピングにより患部を固定し圧迫することで内出血や腫脹が広がるのを抑制することができる．さらに，患部を同時に冷却すればより大きな効果が得られる．

(2) テーピングの種類と効果
【非伸縮性テープ】
① ホワイトテープ

関節の固定として使われる．テープを施す部位や症状に合わせてテープ幅のサイズを使い分ける．

【伸縮性テープ】
② エラスティックテープ

伸縮性があり固定と一定の可動域を保つ役割を果たす．スポーツの現場で怪我が一定回復した際などに多用される．

③　キネシオテープ

裏面に剥離紙がついたシールタイプのテープ．主に筋のサポートに用いられ，皮膚を介して筋の収縮を補助する．フォームの改善などにも一定の効果をもたらすことがある．

【その他】

④　アンダーラップ

テープの粘着力による皮膚へのダメージを軽減する．ただし，固定力が弱くなることは否めない．

4-3　アイシング

（1）アイシングの効果

①　組織の損傷に対する効果

②　痛みに対する効果

③　筋疲労に対する効果

（2）アイシングの実際

①　氷の使用

製氷機で作られる氷は0℃に保たれているためそのまま使用できるが，冷凍庫で作られた氷は0℃以下であり，そのまま使うと凍傷の恐れがあるため水を加えて使用する．

②　アイシングの時間

20分程度で効果を得られる．ただし，冷やし過ぎや凍傷のリスクを減らすため，患部や皮膚の状態をみながらアイシングすることが望ましい．

4-4　スポーツマッサージ

（1）マッサージの目的と効果

①　血液循環促進作用

筋の血流や組織液の流れを促し，疲労物質を除去し疲労回復させる．

② 興奮作用

　神経を刺激して興奮性を高める.

③ 鎮静作用

　過緊張や筋痙攣の際に鎮静させる.

(2) マッサージの手法

　軽擦法, 強擦法, 揉捏法, 叩打法, 振せん法, 圧迫法, 伸展法

第8章　救急処置

第1節　概説

救急処置とは

傷病者を救助し，医師または救急隊員に引き継ぐまでの救急処置及び応急手当をいう．

第2節　応急手当の基本

2-1　RICE 処置

スポーツ外傷や不慮の事故で怪我をした際，医療機関を受診するまでの間に応急的に処置をする方法として RICE 処置がある．RICE 処置とは4つの処置の頭文字からなり，以下のことを意味している．

(1)　【R】REST　安静

　　安静とは受傷した部位に二次的な外力が加わらないようにすることをいう．RICE 処置の中でも安静にすることが優先される．

(2)　【I】ICE　冷却

　　氷や冷水で患部を冷やすことで血管を収縮させ，内出血や腫脹をおさえる効果がある．また，冷却することで痛みが軽減する．

(3)　【C】COMPRESSION　圧迫

　　患部を圧迫することで出血をおさえ，内出血や体液の滲み出しによる腫脹をおさえることができる．弾性包帯などで圧迫し，その上から氷で冷やすとより効果が高い．

(4)　【E】ELEVATION　挙上

　　心臓より高い位置に持ち上げることで患部の血圧を下げ，腫れをおさえながら拍動疼痛を緩和することができる．

2-2　応急処置

日常で起こりうる怪我などに対し，医療機関で処置を受ける前に可能な応急処置をすることは，その後の症状の経過や回復に大きな影響を及ぼす．また，怪我の状態を的確に把握することも知識として知っておきたい．

(1)　擦過傷

　①　傷口を水で洗う

　　細菌やウイルスの感染を防ぐために，傷口の汚れを清潔な水で洗い流し，清潔に保つ．砂や細かい異物は洗いながら傷口を傷めないようにやさしくこすって洗い落す．

　②　傷口の保護

　　傷口の潤いを保つように絆創膏等で傷口を覆う．

(2)　裂傷

　①　圧迫して止血する

　　傷が深い裂傷の場合，傷口にガーゼやハンカチをあて，強く圧迫して止血する．圧迫は止血するまで続け，早期に医療機関に搬送する．

　②　止血帯を巻く

　　出血が多い場合や圧迫で止血が難しい場合は，傷口より心臓に近い部分に止血帯を巻く．また，負傷部を心臓より高い位置に置き，血圧をコントロールするとより良い．

(3)　熱傷

　①　直ぐに冷却する

　　熱傷の処置はより早く冷やすことが重要である．痛みが取れるまで冷却する．また，熱傷の程度はⅠ～Ⅲ度に分類され，その程度によって対処する．（図8-1参照）

　②　衣類は脱がさない

　　衣類は無理に脱がさず，そのままの状態で急いで冷やす．

程度	外見	症状	応急処置
Ⅰ度	皮膚が赤くなる.	ヒリヒリと痛む.	冷水で痛みがなくなるまで冷やす.
Ⅱ度	皮膚が赤く腫れ，水ぶくれができる.	やけるような強い痛みを感じる.	冷却する. Ⅱ度とⅢ度の判断は難しく，医療機関への搬送が必要である. 乳幼児は 36℃ 以下にならないように体温を計りながら冷やす. 水ぶくれはつぶさず，破れた場合は水泡膜をそのまま患部に貼り付けておく. 消毒した布などで覆い，その上から冷やす.
Ⅲ度	皮膚は乾いて弾力性がなくなり，蒼白で場所によって焦げている.	痛みは感じにくく，皮膚感覚がなくなる.	

図 8-1　熱傷の程度と処置

（4）骨折

① 骨折の判断

骨折の判断をする目安として腫れ，骨折部の変形，皮膚の変色がある. また，強い痛みがある. ただし，判断が難しい骨折もあるため，早期に医療機関を受診するべきである.

② 骨折部の固定

骨折部の動揺を防ぐため，副子や包帯などを用いて固定し安静にする.

（5）脱臼

① 脱臼の判断

関節の生理的相対関係が保たれているかを判断する. 脱臼している場合，相対関係が失われ，自力での関節運動は困難である. 肩の脱臼では三角巾などで腕を吊るし，患部の動揺を防ぐ. 早急な医療機関の搬送が必要である.

② 疼痛

骨折と同様に痛みは顕著であり，整復されるまで疼痛は続く.

（6）捻挫

① RICE 処置

捻挫は関節付近の靱帯や関節包，皮下組織の損傷であり，RICE 処置が有効である. 患部を氷のうなどで冷やす. また，弾性包帯などで患部を圧迫し，心臓より高い位置に置いて一定時間安静を保つ.

② 固定

捻挫により，関節の不安定性が見られる場合は患部を固定し動揺を防ぐことで，より安定性を確保する.

2-3　医療機関搬送までの手順

医療機関に搬送するということは，重大な事故やスポーツでの負傷などが想定される．その現場に医師がいない場合は一般人が応急処置をしなければならない．とくに生命の危機にかかわるような重大事故の時はその重要度も高くなる．図8-2は傷病者を発見し，医療機関に搬送するまでの手順である．また，この手順を行うために，次の点に留意する必要がある．

1　冷静沈着に対応

　　その場で起きている状況を判断し，冷静沈着，的確かつ迅速に対応・処置する．また，周囲に協力者を求め，役割を分担することが望ましい．

2　緊急度の高い処置を優先

　　原因により処置法が異なることから，緊急度の高いもの（心停止，呼吸停止，大出血，意識障害など）に対する処置を優先する．

3　バイタルサイン，負傷の状態・程度の把握

　　バイタルサインとは呼吸，血圧，脈拍，体温などのことである．それらに異常がないかを速やかに観察し，負傷の状態や程度を見落とさないようにする．

4　一刻も早い医療機関への搬送

　　直ちに救急車や医療機関に連絡する．

2-4　心肺蘇生法

意識障害ある際や，呼吸や循環機能が著しく低下若しくは停止し，生命の危機に直面した時は，ただちに協力者を求め，119番通報とAEDの手配をする必要がある．図8-3のように時間の経過とともに蘇生率は下がるため，迅速な心肺蘇生の実施が生命を繋ぎとめるために最重要といえる．

1　反応（意識）の確認

　　大きな声をかけ，肩を軽くたたき，反応（意識）の有無を確認する．反応（意識）がない，若しくは鈍い場合は，まず協力者を求め，119番通報とAEDの手配をする．

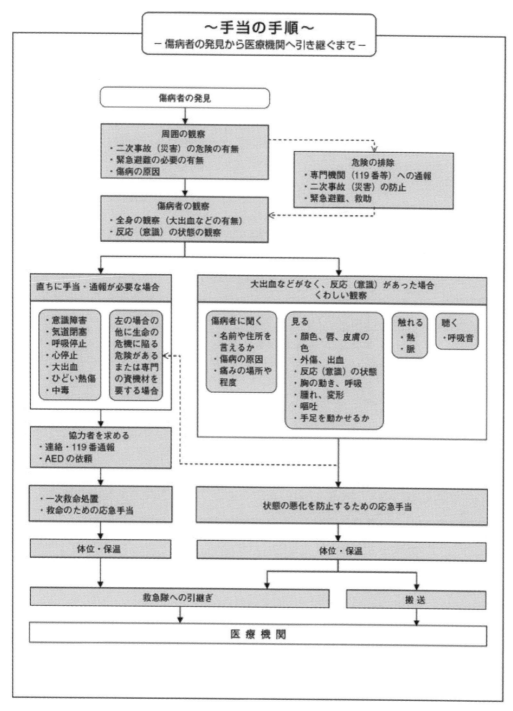

図 8-2　傷病者を医療機関に搬送するまでの手順

（日本赤十字社 HP より　＜ https://www.jrc.or.jp/study/safety/ambulance/ ＞）

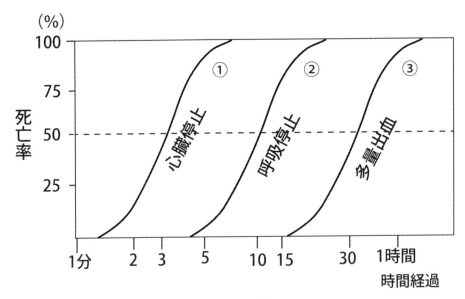

①心臓停止後約3分で50%死亡
②呼吸停止後約10分で50%死亡
③多量出血後約30分で50%死亡

図 8-3　カーラーの救命曲線

（シンク出版 < https://www.think-sp.com/2013/02/21/tw-kyuumei-kyokusen/ >）

2　呼吸の確認

　　傷病者が心停止を起こしているかを判断するために，胸部と腹部の動きを観察し呼吸を確認する．呼吸に異常がある場合，あるいはその判断が難しい場合は胸骨圧迫を開始する．この際，呼吸を確認するのに 10 秒以上かけないようにする．

3　胸骨圧迫

　　目的：心臓が痙攣や停止をして血液を送り出せない場合に，心臓のポンプ機能を代行する．

（1）傷病者を固い床面に仰臥位で寝かせる．

（2）救助者は傷病者の胸の横に位置し，膝立ちの姿勢で傷病者の胸骨の下半分に片手の手掌基部を置き，もう一方の手をその上に重ね，上の手で下の手の指を引き上げる．

（3）両肘を伸ばして脊柱に向かって垂直に体重をかけ，胸骨を 5cm（6 歳以上

の場合）押し下げる．

（4）手を胸骨から離さずに，速やかに力を緩めて元の高さに戻す．

（5）胸骨圧迫は1分間あたり100〜120回のリズムで30回続けて行う．

4 気道確保（頭部後屈顎先挙上）

一方の手を傷病者の額に，もう一方の手の示指と中指下顎先に当て，下顎を引き上げるようにして，頭部を後方に傾ける．頸椎損傷が疑われる場合は，特に注意して静かに行う．

5 人工呼吸

（1）救助者は気道を確保したまま額に置いた手の母指と中指で傷病者の鼻をつまむ．

（2）救助者は自分の口を大きく開けて傷病者の口を覆う．

（3）約1秒かけて傷病者の胸が上がる程度の息を吹込む．これを2回続けて行う．

（4）人工呼吸を行った途端に呼吸の回復を示す変化がない限り，直ちに胸骨圧迫に移る．

6 胸骨圧迫と人工呼吸

心肺蘇生を効果的に行うために胸骨圧迫と人工呼吸を組み合わせて実施する．胸骨圧迫30回と人工呼吸を繰り返す．AEDを使用するとき以外は，心肺蘇生（特に胸骨圧迫）を中断なく続けることが大切である．人工呼吸をする技術または意思を持たない場合は，胸骨圧迫のみでも構わない．

2-5 AED（自動体外式除細動器）の活用

突然の心停止の中でも多く見られるのが心室細動（心臓の痙攣）である．発生した場合は痙攣を止める早期の除細動が救命の鍵となる．AEDは自動的に心電図を解析し，除細動の要否を音声で知らせ，必要な場合は電気ショックにより除細動を行うことのできる機器である．

1 電源を入れる

電源を入れると音声がながれその手順に沿って操作する（図8-4）．

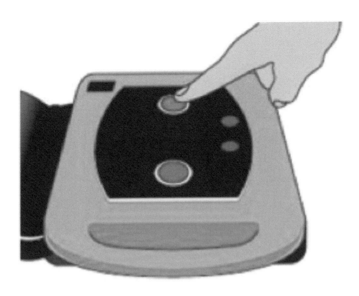

図8-4　AED（自動体外式除細動器）を用いた除細動

（日本赤十字社 HP より　＜ https://www.jrc.or.jp/study/safety/aed/ ＞）

2　電極パッドを傷病者に貼る

　粘着質になっている電極パッドを傷病者の胸の右上と左下側に空気が入らないように貼る．AED によって自動的に傷病者の心電図を解析される（図 8-5）．

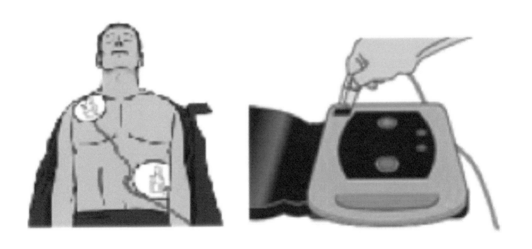

図8-5　AED（自動体外式除細動器）を用いた除細動

（日本赤十字社 HP より　＜ https://www.jrc.or.jp/study/safety/aed/ ＞）

AEDから除細動の指示が出たら，音声に従い除細動ボタンを押す．除細動を実行した後は，AEDの音声指示で直ちに胸骨圧迫から心肺蘇生を再開する．

　AEDを活用することは，人命救助の大きな一助である．日常の中に突然起こりうる事故などに備えてAEDの使用を含めた心肺蘇生法の手順を網羅しておくことが必要である．

■参考文献
・出村慎一：健康・スポーツ科学講義, 杏林書院
・公益財団法人日本スポーツ協会：公認スポーツ指導者養成テキスト, 広研印刷株式会社
・社団法人全国柔道整復学校協会：整形外科学, 南江堂
・社団法人全国柔道整復学校協会：柔道整復学・理論編, 南江堂
・公益財団法人全日本柔道連盟：柔道A指導員テキスト, 東京広告株式会社
・日本赤十字社：https://www.jrc.or.jp
・野田哲由，岡田隆：テーピングバイブル, 高橋書店

第9章　最近の健康問題

第1節　生活習慣病

生活習慣病とは何かと聞かれると具体的にどのような病気か分からないという人が多いのではないだろうか.

厚生労働省の資料によると,「食習慣, 運動習慣, 喫煙, 飲酒などの生活習慣が, その発症・進行に関与する疾患群」と定義されている.

以前は「成人病」という名称で, 原因は加齢とともに発症・進行するものとされていた. しかし, 実際は運動不足や飲酒・喫煙・不規則な生活など, 子どものころからの生活習慣が原因となって発症することが分かり, 最近では生活習慣病と呼ばれるようになっている.

1　食事のバランス

「何を」「どれだけ」食べたらよいかわかりやすくイラストを用いて示したのが食事のバランスガイドである. この食事のバランスでは毎日の食事を「主食」「副菜」「主菜」「牛乳」・「乳製品」「果物」の5つの料理グループに区分し, 区分ごとに1日の目安が示されている. 健康のために, 何をどれだけ食べたらよいか目で見てわかるように示した栄養教育教材の総称をフードガイドという. フードガイドは世界各国で独自に策定されている.

日本でも平成17年（2005年）6月に厚生労働省と農林水産省の合同でフードガイドが策定された. それが「食事バランスガイド」である.（表9-1）

食事バランスガイドは,「何を」「どれだけ」食べたらよいかを食べるときに食卓で目にする状態, すなわち主に「料理」で示されていることが最大の特徴である. 日本の伝統的玩具であるコマの形を使って, 1日に食べるとよい目安の多い順に上から「主食」「副菜」「主菜」「牛乳・乳製品」「果物」という5つの料理区分で示されている.

表9-1　厚生労働省・農林水産省決定

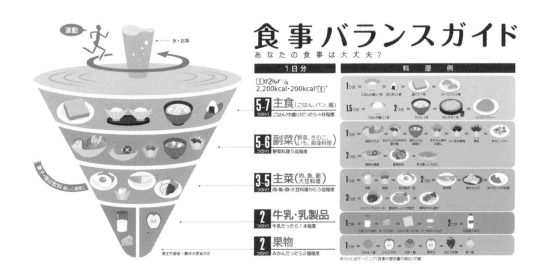

　主食はごはん・パン・麺などであり，副菜は野菜・芋・海藻・きのこを主材料とする料理，主菜は魚・肉・卵・大豆・大豆製品を主材料とする料理のことをいう．コマの形で示すことにより，食事のバランスが悪くなると倒れてしまうこと，コマは回転（＝運動）することにより初めてバランスが確保できることから，食事と運動の両方が大切であるというメッセージがこめられている．また水・お茶などの水分も1日の食事のなかで欠かせない身体の主要な構成要素という意味からコマの軸として，菓子・嗜好飲料は「楽しく適度に」というメッセージを添えてコマのヒモとして表現されている．

2　生活習慣病になりやすい原因

　生活習慣病とは不適切な食習慣，運動不足，喫煙，過度な飲酒，またストレスが原因になることがある．ここで生活習慣発症のリスクのある生活をしていないか知るために，以下の質問にいくつあてはまるかチェックしてみよう．

　【生活面】

　　・10代から20代の頃と比べて体重が10kg以上に増えた・お酒を飲む・たばこを吸う・運動をあまりしない・睡眠不足・ストレスがたまっている

【食事面】

・炭水化物をよく食べる・脂っこい料理をよく食べる・濃い味付けの料理を食べる・甘いジュースをよく飲む・間食が多い・深夜の飲食が多い・野菜をあまり食べない

【運動面】

・移動は車が多い

・運動する習慣がない

・1日の歩数は 7,000 歩未満が多い

当てはまる項目が多いほど，生活習慣のリスクは高まる．生活習慣病の見直しを検討してみよう．

3 生活習慣病の種類

日頃の生活習慣病が原因となって引き起こされる疾病の総称「生活習慣病」．一体生活習慣病と呼ばれる疾病にはどのような種類の病気があるのだろうか．

生活習慣病といわれている病気には以下のものがある．

【生活習慣病の種類一覧】

① 糖尿病⇒② 肥満⇒③ 脂質異常症（高脂血症）⇒④ 高血圧症⇒⑤ 心筋梗塞⇒⑥ 脳卒中⇒⑦肺がん

上記の他に慢性気管支炎，大腸がん，肝硬変，脂肪肝などがある．病気を引き起こす原因別に分類すると以下のようになる．

(1) 糖尿病

血液中に含まれる血糖値が慢性的に高くなる病気である．

網膜症，腎症，神経障害といった三大合併症の他，動脈硬化が進行して脳卒中や心臓病のリスクも高くなる．

(2) 肥満

食生活の欧米化や運動不足によって体脂肪が過剰に蓄積された状態を指す．

糖尿病や脂質異常症，高血圧，心疾患といった生活習慣病をはじめ，さまざまな病気につながりやすくなる．

(3) 脂質異常症（高脂血症）

2007年に高脂血症から名称が改められた症状．血液中のコレステロールや中性脂肪などの脂質代謝に異常をきたした状態のことを指し，動脈硬化が進み，心筋梗塞や脳梗塞などにつながる原因となる．

(4) 高血圧症

食塩のとりすぎや肥満，飲酒，運動不足などが原因で，最大血圧で140mmhg以上，または，最小90mmhg以上の場合は高血圧と診断する．高血圧の状態が続き，動脈硬化が進むと，狭心症や心筋梗塞，心不全，脳梗塞や脳出血，認知症になりやすくなる．

(5) 心筋梗塞

動脈硬化によって，心臓の血管に血栓が生じて，血液が流れなくなり心筋の細胞が壊れてしまう病気である．発症時には胸に激痛があり，呼吸困難や脈の乱れといった症状を伴うケースがある．心臓の血管が一瞬で詰まってしまい突然死する場合もある．

(6) 脳卒中

脳梗塞，脳出血，くも膜下出血の総称を脳卒中という．

脳梗塞は脳の血管が詰まった状態である．さらに高血圧の程度が強いと脳の血管が破れる脳の血管に動脈瘤が発生・破裂してしまうのがくも膜下出血である．

(7) 肺がん

喫煙などが原因で，気管支や肺胞の細胞がガン化する病気である．

4　生活習慣病の発生する原因について

①食習慣が原因で発症する疾患

糖尿病，肥満症，高脂血症，高血圧，大腸がん

②運動不足が原因で発症する疾患

糖尿病，肥満，高脂血症，高血圧症

これが進行すれば心筋梗塞や脳卒中などの循環器疾患に発展する危険性がある．

③喫煙が原因で発症する疾患

肺がん，慢性気管支炎

④過度な飲酒が原因で発症する疾患

肝硬変や脂肪肝などの肝疾患など

5　生活習慣病と運動

　運動を行うことは，生活習慣病の予防だけでなく，ストレスを発散して気分転換を図ることができ，精神面への効果もある．

【有酸素運動】
　・ウォーキング
　・サイクリング
　・水泳
　・ジョギング
　・エアロビクス
　・なわとび　　　etc

【無酸素運動】
　・筋力トレーニング
　・ダッシュ　　　etc

⇩

⇩

　比較的弱い力が継続的に筋肉にかかり続けるため，エネルギー源として体脂肪が使われる

　瞬間的に強い力が必要な時は，エネルギー源として筋肉に貯めておいたグリコーゲン（糖質）が使われる

⇩

⇩

生活習慣病の予防・改善効果

筋力や基礎代謝量高める効果

6　生活習慣病の予防・対策

　生活習慣病の予防と対策は，疾病名の中に解決策は隠れている．それは生活習慣病という名の通り，生活習慣を見直すことが予防及び改善には必要不可欠なのである．生活習慣病の発症リスクは，偏食，運動不足，喫煙，ストレスなどなので，それらについて見直す必要がある．すぐできることは食生活を見直すこと，そして運動不足解消である．食べる量を一気に減らすことは，ストレスの増大を呼ぶ．だから，食生活の改善には，食べる量よりも質をまず見直すことである．

　予防するための５つの対策として

1. 運動・毎日歩く運動
2. 食事・主食・主菜・副菜を揃える．ゆっくり食べる．塩分は控える．
3. 喫煙・今すぐ禁煙
4. 睡眠・夜更かしを控え規則正しい睡眠をとる．
5. 適度な飲酒を心がける．

予防に重点が置かれている一方，早期発見も重視されている．

第2節　中毒（麻薬・薬物・アルコール・他）

中毒とは，麻薬やアルコールなどを摂取することでもたらされる有害反応のこと．中毒をもたらす物質はこれら以外にも，一酸化炭素や農薬などさまざまで，日常生活において暴露される可能性のあるものや，事故などに関連して中毒性物質との接触に至るものもある．

中毒では，その原因物質により症状は大きく異なり，障害される臓器に応じて，意識障害・呼吸障害・動悸などの循環器障害が出現する可能性があり，疑われる際には，早い段階で医療機関を受診することが大切．

原因は，さまざまな物質である．身近で多い例としては，アルコールの大量摂取による急性アルコール中毒が挙げられる．適量のアルコール摂取では中毒をもたらすことは基本的にはないが，大量のアルコールを短期間で摂取すると，急性アルコール中毒を生じる危険性がある．

また，火災現場や練炭自殺などでは，一酸化炭素中毒で死に至ることもあり，さらには，クレゾール・カドミウム・水銀・有機リン剤・サリンなど，さまざまな物質で中毒が発症し，死に至ることもある．中毒をもたらす物質には，経口摂取や注射により体内に入ることもあるし，皮膚や呼吸器官などを介して吸収されることもあり，十分に注意が必要である．

1　中毒の種類

麻薬（ヘロイン・モルヒネ・コカイン等）中毒，覚醒剤中毒，アルコール（急性）中毒，食中毒，ガス中毒，薬物（シンナー・医薬品・農薬等）中毒，一酸化炭素中毒，サリン中毒，カフェイン中毒などが挙げられる．

これらは，ほんの一部ではあるが，麻薬中毒及びアルコール中毒について，も

う少し詳しく説明していくことにしよう.

(1) 麻薬中毒

　　麻薬（ヘロイン・コカイン・モルヒネ等）, 大麻, あへんの慢性中毒のことで, 精神的, 身体的欲求を生じ, これらを自ら制御することが困難な状態, 即ち麻薬に対する精神的, 身体的依存の状態をいい, 必ずしも自覚的, 他覚的な禁断症状が認められることを要するものではない.

(2) 覚醒剤と麻薬

　　覚醒剤は, 覚醒剤取締法で規定された物質で, アンフェタミン, メタンフェタミン及び塩類を指し, 使用により交感神経が刺激され, 血圧上昇, 心悸亢進, 頻脈, 体温上昇, 口渇が生じ, 中枢神経に対して覚醒水準の上昇, 疲労感の除去, 気分高揚, 食欲減退などが「**大きな快感**」として認識し, 精神的な依存が形成され, 「誰かに見張られている, 追いかけられる」・「天井裏や床下から話声がする」など知覚過敏, 幻覚, 被害妄想から強度の不安が生じ, 高じるとパニック状態に陥り, 衝動的な事故や事件を起こしがちになり, 使用を継続すると幻聴や妄想が消えなくなり, 些細なことでイライラして暴言や暴力に及ぶため, 人間関係を損ない, 家庭や仕事（大学等）など日常生活の破綻に至る恐れがある.

　　近年では, 摂取方法が注射から粉末や加熱しての吸引や, ドリンク剤への混入というソフトな使用に変化しており, 若い人が抵抗感なく使用することに繋がっている. しかし, どんな方法であっても使用を続ければ, 自分自身の「コントロールする力」が奪われていき, 「自分の意志だけでは止められない状態」（＝依存症）となることに変わりはない.

　　覚醒剤とは, 上記の様に法で規定された化学物質を基に人工的に作られたもので, 麻薬とは, ケシや大麻草などの植物から作られるものが多い.

(3) 例　外

　　大麻は, 栽培, 所持は違法だか, 法律の範囲内での使用は違法には当たらない. 例えば, 医療用麻薬では緩和医療等の目的で, 適正に施用している場合には中毒にはならないと学会等で報告されている.

（4）症状と治療

　吐き気や便秘，呼吸障害，脈拍数の低下，身体依存，精神依存などの症状がみられる可能性があり，意識状態が低下して死に至ることもある．その他にも，中毒の原因となる物質によっては，動悸や咳，息苦しさ，けいれん，腎障害，肝障害など，さまざまな病態・症状が引き起こされることがある．治療前には，どのような経緯からそうした症状が引き起こされるようになったのか，状況を詳細に確認する必要があり，加えて，血液検査や尿検査，髪の毛などを用い原因物質を特定する．また，臓器障害を評価するための血液検査，頭部 CT や MRI，脳波検査などが行われることがある．

　治療としてまずは，上記の様に原因検索を行いながら，対症療法を行う．原因が特定されたら，原因に対応した治療も検討．

　対症療法とは，原因物質が判明する前に，その状態に対して必要な治療を行い，意識状態が悪く気道が保てなくなり，呼吸状態が悪い場合には酸素投与や気管挿管し人工呼吸管理を行う．血圧の低下や脱水状態の場合には輸液などの循環サポートをし，低血糖を起こしている場合には糖分の補充も行う．原因が判明した場合には，原因物質に対する拮抗薬や症状の治療薬を使用．例えば，麻薬中毒の際には，ナロキソンと呼ばれる治療薬を使用．サリン中毒が疑われる場合には，プラリドキシムが使用されることがある．

　しかし，すべての原因物質に拮抗薬や治療薬があるとも限らない．日常生活において注意することで避けることが出来るものもあるが，事故や事件に関連して引き起こされることもあり，何らかの中毒の発症が疑われる際には，早期に医療機関を受診することが重要．

（5）薬物（規制薬物）を取り締まる国内法規

　　・麻薬及び向精神薬取締法　→　コカイン・MDMA・LSD など合成麻薬等
　　・覚醒剤取締法　　　　　　→　覚醒剤
　　・大麻取締法　　　　　　　→　大麻
　　・あへん法　　　　　　　　→　あへん，けし
　　・毒物及び劇物取締法　　　→　シンナー，農薬などの化学物質

　などがあり，それぞれに違反した者には，最も重い罰則で無期懲役，若しくは一千万円以下の罰金を併料される．

2 アルコール中毒（急性）

　酒類を過剰に飲むことにより，さまざまな身体の異常をきたす病気のこと．アルコールは，脳を麻痺させる性質上，生命維持に関わる中枢神経を麻痺させ，呼吸困難や心肺機能を停止させ死に至ることもある．

　急性アルコール中毒の場合，意識がもうろうとし，ろれつが回らない，吐き気や嘔吐などの症状が見られ，重度の場合は呼吸ができなくなり，嘔吐物により窒息死することもある．酒類に弱い人は，少量のアルコールでも危険な状態になるので，注意が必要．

（1）症　状

　　アルコール中毒の症状段階は，アルコール血中濃度ごとに大きく6段階に分類すること．

　　① 爽快期　→　皮膚が赤くなる・判断が少し鈍くなる・緊張がほぐれる・よく話をする

　　　　（アルコール血中濃度　0.02 〜 0.04%　　アルコール呼気中濃度 0.10 〜 0.20%）

　　② ほろ酔い期　→　手の動きが活発になる・理性が失われ始める・体温上昇・脈が速くなる・寒気，頭痛が起こる

　　　　（アルコール血中濃度　0.05 〜 0.10%　　アルコール呼気中濃度 0.25 〜 0.50%）

　　③ 酩酊初期　→　声が大きくなる・感情の起伏が激しくなる・立つとふらつく

　　　　（アルコール血中濃度　0.11 〜 0.15%　　アルコール呼気中濃度 0.55 〜 0.75%）

　　④ 酩酊期　→　千鳥足になる・何度も同じ話をする・ろれつが回らない・呼吸が速くなる・吐き気，嘔吐が起こる

　　　　（アルコール血中濃度　0.16 〜 0.30%　　アルコール呼気中濃度 0.80 〜 1.50%）

　　⑤ 泥酔期　→　立てなくなる・意識障害が出始める・言葉が正常ではなくなる・失禁が見られる

　　　　（アルコール血中濃度　0.31 〜 0.40%　　アルコール呼気中濃度 1.55 〜 2.00%）

　　⑥ 昏睡期　→　揺らしたり，つねったりしても起きない・大小便とも失禁する，呼吸が遅くなる・意識がなくなる（昏睡状態），死亡する場合がある

　　　　（アルコール血中濃度　0.41 〜 0.50%　　アルコール呼気中濃度 2.05 〜 2.50%）

【アルコール血中濃度の算出方法】

$$アルコール血中濃度 = \frac{飲酒量（ml）×アルコール度数（\%）}{833 × 体重（kg）}$$

（例）　体重 70kg の人がアルコール度数 5% のビールを 350ml 飲んだ場合

$$アルコール血中濃度 = \frac{350ml × 0.05\%}{833 × 70kg} = 0.03\%$$

　症状の現れ方には個人差があるが，アルコールに強く，心身の状態・症状の変化が見られない場合でも注意が必要で，血中濃度が 0.41（昏睡期）以上になると半数の人は，1〜2時間で死亡するといわれている.

　　※昏睡期に至る飲酒量目安は，『ビール瓶 10 本以上，日本酒 1 升以上，ウイスキーボトル 1 本以上』.

(2) 予防3つのポイント

　① 体調不良時はアルコールの摂取は控える.
　　（アルコールの影響が出やすくなる）

　② 空腹時はアルコールの摂取を控える.
　　（吸収が早まる. また，アルコール性低血糖を引き起こす可能性がある）

　③ 一気飲みは避け，ゆっくりと適量を飲む.
　　（影響は 30〜60 分後に出るため，飲み初めに多量の飲酒をすると後々危険な状態になる可能性がある）

(3) 応急処置

　中毒の症状を発症した場合，早急な対応が必要. 以下6つのポイントを確認し，応急処置を行う.

　① ベルト・ネクタイなど，身体を締め付けている物は外す.

　② 呼吸をしているか，脈はあるかを確認.

③　体温が低下しないよう，毛布や上着等で保温する．

④　吐き気や嘔吐が始まっていれば，水分を摂取させる．

　　（無理には吐かせようとしない）

⑤　意識がもうろうとしており，反応が薄い場合には救急車を呼ぶ．

⑥　意識がない場合には嘔吐物での窒息を防ぐため「回復体位」を取らせる．

(4)　急性アルコール中毒

　　「イッキ飲み」のように短時間で大量の飲酒をすると，肝臓での代謝が追い付かず，血液の中にアルコールが増え，結果，血中濃度が急上昇し，「昏睡期」の状態に進む．これが，急性アルコール中毒．

　　昏睡期の状態では，意識が混濁し，呼吸麻痺，嘔吐物が喉に詰まることで，死に至ることもある．

　　症状・行動は，アルコール中毒と同じだが，他にも，筋肉の壊死・胃の出血による吐血，転倒による怪我や事故が起きてしまう可能性もある．

　　※「アルコールのイッキ飲み」は薬物乱用と同じ，生命的な危機を招く恐れがあるため，二十歳を超えたら自分の適量・ペースで楽しく飲酒すること．全てにおいて，節度を守り，社会生活に支障が出ないように気を付けよう．

(5)　中毒と依存症の違い

　　依存症とは，「依存」する対象は，人によりさまざまだが，特定の何かに心を奪われ，「やめたくても，やめられない」ほどほどに出来ない状態．代表的なものに，薬物，アルコール，ギャンブル等（特定の物質や行為・過程）がある．

　　※医学的定義では，特定の物質の使用に関してほどほどに出来ない状態に陥ることを依存症と呼ぶが，行為や過程に関して，そのような状態に陥ることも含めて表現．

　　中毒（急性的症状）と依存症（慢性的症状）の特徴は，ほぼ同じで混同されがちだが，医学的には違う病気とされている．

(6)　依存症の問題

　　誰かが困ること．特に大切なのが，本人，家族が苦痛を感じていないか，生活に困りごとが生じていないか，健全な社会生活に支障が出ていないかなどで，依存している人は，薬物，アルコール，ギャンブル等とさまざまだが，共通することは，家族とのケンカが増える，生活リズムが狂う，体調を崩す，お金を

使いすぎるなど，何かしらの問題が起きているにも関わらず，ほどほどに出来ない，やめられない状態に陥っていること.

社会生活をしていく上で優先しなければならない色々な活動を選択することが出来なくなり，本人や家族の健全な社会生活に悪影響を及ぼす可能性がある.

悪影響の一例
・睡眠や食事がおろそかになる
・嘘などをつき，家族・友人などの関係悪化
・仕事や学校を休みがちになり，続かなくなる
・隠れて借金をしたり，お金を工面するのに手段を選ばなくなる

(7) 回　復

「止め続ける」ことが大切．コントロール障害（自分の意志で止められない病気）になってしまっているからで，さまざまな助けを借りながら，止め続けることで薬物や飲酒，ギャンブルなどに頼らない生き方をしていくことは可能．依存症は糖尿病や高血圧のような慢性疾患といわれ，そのため，しっかりとした付き合い方が大切で，もし回復途中で，止め続けることに失敗したときは，そこからまた止め続けることを再開することも大切.

止め続けるためには，正直に自分の気持ちを言える人・場所があることや孤立しないことが大切であり，依存症は誰でも陥る可能性のある病気で，特別な人だけがなるわけではなく，決して恥ずかしいものではなく，本人や家族だけで抱え込まないで，自助グループ・家族会に参加することや，地域にある保健所・精神保健福祉センターなど専門の行政機関などに勇気を持って相談することが最も大切である.

■参考・参照資料
・厚生労働省ホームページ
・財団法人日本中毒情報センター
・一般社団法人日本中毒学会

第3節　感染症，精神の病気

　現代社会において，新しい感染症（新興感染症）が突然流行し，過去の病気だと思われていた感染症（再興感染症）が再び感染拡大している．この感染症にどのように対処しなければならないかを考えてみたい．

　感染症は体内で病原体（微生物）が増殖することで起こる病気をいい，感染症の発生や流行は，時代や地域の自然環境や社会環境の影響により異なる．

　症状として，発熱や咳，下痢，嘔吐などが知られているが，風邪や食中毒も感染症の一つである．

1　新興感染症

　エイズや O157 が原因で腸管出血性大腸菌感染症を発症するような感染症のように，新たに注目されるようになった感染症を新興感染症という．発症する原因の一つにウィルスの突然変異により，野生動物から人間に感染し広まったことが原因と考えられている．

```
新興感染症の定義
かつて知られていなかった，この 20 年間に新しく認識された感染症で，局地的
あるいは国際的に公衆衛生上となる感染症
```

【おもな新興感染症】
・新型コロナウィルス感染症　　　・新型インフルエンザ
・鳥インフルエンザ　　　　　　　・クリミア・コンゴ出血熱
・エボラ出血熱　　　　　　　　　・腸管出血性大腸菌感染症
・ラッサ熱

◎新型コロナウィルス感染症（COVD-19）
　2019 年 12 月，中国湖北省武漢市から原因不明の肺炎による集団感染事例がWHO（世界保健機関）へ報告され，日本を含む世界 19 か国に感染が確認された．現在，ワクチンの開発や感染経路などの研究が継続され，今後，解明されていく感染症である．

　新興感染症の最初は，原因や感染経路が不明のため，ワクチンや治療薬が完成するまでに長い期間を要したため，発症の予防や治療が難しいのが現状である．いつ発生するか分からない新興感染症の感染拡大を防止するには，人々の日常的な衛生管理によって病原体の増殖と体内への侵入を防ぐことが大切である．

2　再興感染症

　日本で感染者が増えた結核も再興感染症の一つである．その発生後，治療薬が開発され一時期減少し感染が収まった後，病原体の変化により新たな薬の開発までに感染が広がる感染症を再興感染症という．

再興感染症の定義
既知の感染症で，すでに公衆衛生上問題とならない程度まで患者数が減少していた感染症のうち，再び流行し始め患者数が増加した感染症．

【おもな再興感染症】

・結核	・マラリア	・コレラ
・狂犬病	・ペスト	・黄熱病
・炭疽	・百日咳	

　再興感染症の問題点としては，予防接種の接種率が下がったり，感染環境が減少したりすることによる，免疫力低下が原因と考えられる．また，地球温暖化により，熱帯地域にしか存在しなかった感染症が温帯地域に入ってきたことも感染拡大の要因である．

　近頃では抗生物質が効かない再興感染症もあり，治療などが大変難しくなってきている．

　＊免疫の種類
　　・自然免疫…生まれつき備わっているもの
　　・獲得免疫…感染症を経験することで強化されるもの

3　性感染症

感染症の一つに性感染症がある．性感染症は性的接触を介して誰もが感染する

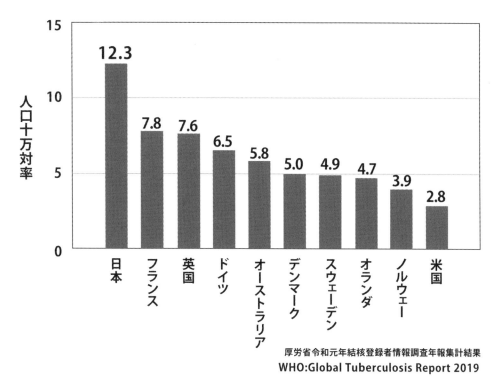

厚労省令和元年結核登録者情報調査年報集計結果
WHO:Global Tuberculosis Report 2019

図 9-1　日本と先進諸国の結核罹患率（全結核，2018 年）

可能性があり，感染しても無症状であることが多く，治療に結びつかないだけでなく，自分の知らない間に他の人に感染させてしまうことがある．

　おもな性感染症にはつぎのような感染症がある．

・性器クラミジア感染症　　　　　・性器ヘルペスウィルス感染症
・尖圭コンジローマ　　　　　　　・梅毒
・淋菌感染症　　　　　　　　　　・後天性免疫不全症候群（エイズ）

◎後天性免疫不全症候群（エイズ）
　霊長類を自然宿主とするサル免疫不全ウィルスが，突然変異によって人への感染症を獲得したと考えられている．

◎性器クラミジア感染症
　クラミジア・トラコマティスという細菌に感染することによって引き起こされ

る．そのほとんどは性的接触により精液，膣分泌液，血液，唾液といった体液を介して感染する．

4　感染症対策

感染対策の原則は，感染成立の3要因　①病原体（感染源）②感染経路　③宿主への対策が必要となる．

病原体を　1.持ち込まない　2.持ち出さない　3.拡げない　事が基本で，感染症予防のための個人対策として，身のまわりの消毒，手を洗う，換気をする，人ごみを避ける，予防接種をする，栄養・睡眠を十分とることが必要となる．

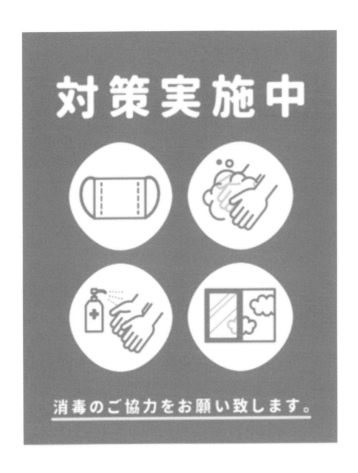

5 精神の病気

精神の病気として，「精神疾患」「精神障害」「精神病」がある．

「精神疾患」は精神的な病気の総称で，「精神障害」は精神疾患により生じる障害である．

「精神病」は幻覚や妄想系の精神疾患であるといわれている．

精神疾患	・アルツハイマー病	・うつ病
	・アルコール依存症	・適応障害
	・統合失調症	
精神障害	・情緒不安定	・同じ行動を繰り返す
	・忘れっぽい	・眠れない
精神病	・妄想性障害	・短期精神病性障害

最近，社会生活の中での適応障害が問題になっている．家庭や学校，職場での環境の変化や人間関係の悪化が原因となることが多く見受けられ，社会生活の中での些細なストレスで適応障害（不登校・休職など）を発症する人もいれば，大きなストレスが生じても変わることなく社会生活を送る人もいる．ストレスの感じ方には個人差があり，この原因は，個人の性格や考え方によるストレスの耐性や社会的サポート状況の違いが影響していると考えられる．

この適応障害を軽減させるためには，原因となるストレス状態の軽減が必要となる．また，本人にたいしてもストレス対処能力を高めることや，本人と環境の間に生じている問題を整え，ストレスを受け入れる手助けや周囲の支援が必要になり，場合によってはカウンセラーや医師などの専門家に相談することも必要となる．

精神の病気は種々の方法から，自分なりのストレス対処法を身につけることが重要である．

【著者紹介】

上林久雄　大阪教育大学名誉教授・医学博士

小島廣政　京都産業大学教授

尾西則昭　星槎道都大学特任教授

小山尋明　星槎道都大学准教授

佐藤和裕　星槎道都大学准教授

中川純二　星槎道都大学准教授

米野宏　星槎道都大学准教授

石井祐治　星槎道都大学特任講師

天野雅斗　星槎道都大学専任講師

三嶋康嗣　星槎道都大学専任講師

大学生のための **健康科学** 〔増訂版〕

1991 年 4 月 15 日　初版発行
2023 年 4 月 28 日　増訂 9 刷

著　者　上林・小島・尾西
　　　　小山・佐藤・中川・米野
　　　　石井・天野・三嶋 ©2023

発行者　高橋 考

発　行　三和書籍 Sanwa co.,Ltd.
〒 112-0013　東京都文京区音羽 2-2-2
電話 03-5395-4630
FAX 03-5395-4632
sanwa@sanwa-co.com
https://www.sanwa-co.com/
印刷 / 製本　中央精版印刷株式会社